やらなきゃ大損！

必携 医療法人のための……

出資持分対策
パーフェクト・マニュアル

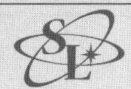

株式会社メディシュアランス／海星法律事務所／税理士法人　和

装丁◎花本浩一
本文デザイン・DTP ◎杉本昭生（ぢゃむ）
校正◎沖村和洋
編集◎中山秀樹（株式会社 HRS 総合研究所）

はじめに

　病院・医院の多くは「医療法人」という形態をとっています。それも「出資持分のある医療法人」です。
　「出資持分がある」と、株式会社の株主と同じように、出資者は出資した金額に応じて権利をもちます。
　平成19年の第5次医療法改正によって、この「出資持分のある医療法人」は、新設が認められなくなりました。医業は地域の医療を支えるなど公益性の高い事業ですから、利益は経営の安定・強化や医療設備・機器の更新などに役立て、利益を出資者に分配することはなくしましょう、というのが狙いです。
　ところが、平成19年以前に法人化された病院・医院は、ほとんどが「出資持分のある医療法人」です。その数は全国でおよそ4万2000超になります。
　「出資持分のある」形態のままでいると、出資者が出資金を払い戻してほしいと請求すれば、これに応じなければなりません。ひらたく言えば儲かっている病院・医院、そういう医療法人では、収益の高い株式会社の株価が高くなるのと同じように、出資額の評価は高くなります。ために、出資した金額そのものは数百万円であっても、払い戻す金額は評価が反映されますから、ケタちがいの額になることもあるのです。
　相続時の評価額も同じです。相続税負担が大きくのしかかってきます。また、贈与するにしても、贈与税も高くなります。
　これでは、せっかく築いてきた病院・医院が立ち行かなくなりかねませんし、院長や後継者は、財産を失うことにもなりかねません。
　というのが、「出資持分問題」のいちばんのポイントなのです。
　ところが……。
　「制度がむずかしくて理解できない」「出資持分のない医療法人に移

行すればいいと聞くが、そのメリットがよくわからない」── 出資持分のある医療法人の新設が不可能となった医療法改正からおよそ6年が経ったいまも、このような先生方の声が、わたしたちの耳に届きます。

「出資持分がある」ことの問題点を理解し、「出資持分のない」医療法人への移行を実践するには、法律や税務のことも含めて、総合的に問題を理解しなければなりません。

けれど、法律や税務をしっかりと踏まえ、病院・医院を経営する立場に立って、この問題についてわかりやすく解説した書籍は、未だに見当たりません。

このような状況では、先生方が困られるのも当然です。

そこでわたしたちは、「出資持分ということばを聞いたことはあるけれど、なんのことだかよくわからない」という先生方にも、医療法人がおかれている現状や、出資持分のない医療法人への移行手続きについて、ただしく理解していただけるようにということを念頭に、本書を書きました。

執筆には、医業に詳しい税理士、弁護士が協力してあたりました。

専門用語の使用は必要最低限にし、できるだけやさしく説明をするように心がけました。

さらに現場で見聞きした先生方の声や具体的な事例を盛り込み、「わかりやすさ」と「実践的であること」を追求しました。

本書は、出資持分問題の解決に向けて取り組まれる先生方の必読書として、自信をもってお届けできるものになったと信じております。

本書を手にとられた先生方の病院・医院が、末永く発展されることを願ってやみません。

2013年10月　　　長谷川義暢
　　　　　　　　　株式会社メディシュアランス
　　　　　　　　　ファイナンシャルプランナー

本書の特長と使い方

◎**知りたいこと・知っておくべきことを網羅しています。**
　医療法人の「出資持分問題」について、先生方が「どういうこと？」「こういうときはどうすればいい？」といった疑問やお知りになりたい事項をＱとして50取り上げています。

◎**わかりやすく丁寧に回答しています。**
　法律や税務に関する説明も、専門用語をできるだけ使わずに、丁寧に噛み砕いて説明しています。「専門知識がなければわからないじゃないか！」というストレスなしに読んでいただけます。

◎**どこから読んでもＯＫです。**
　目次をご覧になって、「ああ、これこれ！　ここが知りたい」というＱの項目から読んでいただいても理解しやすいように、基本となる知識は、ほかの項目で説明していても、かさねて説明するようにしました。
　疑問をもっとクリアにするには、このＱの項目も読まれるといいでしょう、というご案内も文中に示しています。

◎**用語解説をつけました。**
　文中に出てくる用語を、より正確に理解いただけるように、たとえば「医療法人とは？」「社員とは？」といった解説欄を設けています。その用語が出てくるページの近くに置いています。

◎**医業経営に明るい弁護士・税理士・コンサルタントが解説しました。**
　本書は、医療法人の実情と経営に詳しい弁護士、税理士、および医

業経営を専門とするコンサルティング機関それぞれが複数名でQの項目について検討し執筆しています。押さえておくべき事項について、専門家の知恵を集めた説明になっています。

◎**自分でシミュレーションできる算式も例示しました。**

「こういう場合の税金はいくらになるのだろう?」といった数字などを、個々の実情に応じて自分で算出できるように、算式や計算例を示しています。

◎**「理解度」と「やるべきこと」のチェックリストもついています。**

ポイントの理解に漏れはないか、やるべきことは何か……章ごとの解説に対応させたチェックリストを巻末につけました。ポイントの確認や内容をおさらいするのにも役立ちます。

◎**「医療法人の出資持分問題解決プログラム」のサイトも用意しました。**

本書の刊行にあわせて問題解決プログラム(MESP:Medical Equity Solution Program)をまとめWebサイトでもご覧いただけるようにしました。
http://www.mesp2013.com

目　次

はじめに ……………………………………………………………… 3

本書の特長と使い方 ………………………………………………… 5

《基本編》

第1章　「出資持分のない医療法人」とは？

Q1：なぜいま、移行を検討する医療法人が増えているのですか？ …………………………………………………… 18

　A：「出資持分問題」の発生を予防するためです。

Q2：出資持分のない医療法人のメリット・デメリットは何ですか？ …………………………………………………… 22

　A：メリットは出資持分問題を避けられること。デメリットは、これまで有してきた出資持分という財産を失うことです。

Q3：私の医療法人も「出資持分問題」に関係がありますか？ ……………………………………………………………… 25

　A：大半の医療法人は「出資持分問題」に直面しています。

第2章　「出資持分」とは？

Q4：そもそも「出資持分」とは何ですか？ ……………………… 30

　A：医療法人に出資した人が、その医療法人の資産に対して、出資額に応じて持っている権利のことです。

Q5：出資持分があると何ができますか？ ……………… 32

　A：退社するときや解散するときに、医療法人に対して、金銭を支払うよう求めることができます。

Q6：私の医療法人で出資持分を持っているのは誰ですか？ 35

　A：医療法人の設立時または設立後に出資をした者です。

Q7：誰が社員か確認したいのですが、どうすればいいですか？ ……………… 40

　A：まずは医療法人の「社員名簿」を見てみましょう。

Q8：どの社員がいくら出資したのか確認したいのですが、どうすればいいですか？ ……………… 42

　A：設立時の定款や第1期目の決算書を調べることから始めましょう。

第3章　「出資持分のある医療法人」のままでいることに伴うリスク

Q9：出資持分のある医療法人のままでいると、どういう問題がありますか？ ……………… 46

　A：財産が流出して経営をいろいろな面で阻害するリスクがあります。

Q10：医療法人の出資者が、出資持分払戻請求権を行使してきたら、いくら支払わなければならないのでしょうか？ ……………… 50

A：出資された額を払えばよいというわけではありません。

Q11：出資持分を払い戻したら所得税の課税を受けますか？ 54

A：一般の持分の定めのある医療法人と出資額限度法人の場合で、課税関係は異なります。

Q12：出資持分のある医療法人のままでいると、相続の際に相続税はいくらかかるのでしょうか？ 59

A：出資持分が割合に応じ相続財産として評価され、相続税が課されることになります。

Q13：出資持分払戻額の算定はどのような方法で行うのですか？ 64

A：原則として社員間の話合いで決めますが、4つの評価方法があります。

Q14：出資額限度法人となれば、出資持分問題は解決されますか？ 70

A：「みなし贈与課税を受けるための要件」を満たさなければ、みなし贈与課税を受けるおそれがあります。

第4章　医療法人の選択肢

Q15：社団医療法人にはこれからどんな選択肢がありますか？ おすすめの選択肢はどれですか？ 74

A：私たちがおすすめするのは、贈与税を支払って、一般の出資持分のない医療法人へと移行することです。

Q16：特定医療法人とは何ですか？ ……………… 78

　A：出資持分のない医療法人の1つで、その公益性により、税制上の特典を受けられる法人です。

Q17：社会医療法人とは何ですか？ ……………… 80

　A：出資持分のない医療法人の1つで、救急医療等確保事業を行う医療機関として都道府県知事に認定された医療法人です。

Q18：基金制度を利用した医療法人とは何ですか？ ………… 83

　A：出資持分のない医療法人の1つで、基金の制度を採用しているものです。

Q19：合併を利用して移行する方法もあると聞いたのですが、どういう方法ですか？ ……………… 86

　A：出資持分のない医療法人と合併することで持分移行を進める方法です。

第5章　「出資持分のない医療法人」への移行

Q20：「出資持分のない医療法人」に移行することに決めた後、何を準備したらいいですか？ ……………… 90

　A：出資者が持分を放棄したことに伴う贈与税の支払いに注意します。

Q21：社員総会では何を決めるのですか？ ……………… 95

　A：出資持分に関する事項、定款変更に関する事項を決議します。

Q22：持分なしに移行した場合の贈与税はいつ、どのように支払うのですか？ ·················· 98

A：申告・納付のもととなる「贈与の日」がいつであったかを確認することが必要です。

Q23：特定医療法人に移行する場合はどのような手続きを踏むことになりますか？ ·················· 103

A：移行の承認を得るための必要条件を満たしてから、国税庁へ承認申請手続きを行います。

Q24：社会医療法人に移行する場合はどのような手続きを踏むことになりますか？ ·················· 106

A：認定要件を満たしているかを判断してから、社員総会での決議を行い、各都道府県への認定申請、税務署への認定に関する届出を行います。

Q25：基金制度を採用した医療法人に移行する場合はどのような手続きを踏むことになりますか？ ············· 109

A：社員総会にて基金制度の採用などの定款変更に関する決議を行い、各都道府県に定款変更手続きを申請します。

Q26：出資持分のない医療法人との合併を通じて移行する場合はどのような手続きを踏むことになりますか？ ·················· 111

A：社員総会で合併の決議をし、各都道府県知事に合併申請を行います。

《応用編》

第6章　決断前

Q27：持分移行にはどれくらいの時間がかかりますか？　時間がない場合はどのような緊急手段がありますか？ ……………………………………… 114

　　A：最も効果的な持分移行には、3年程度必要です。緊急の場合には、出資額限度法人への移行が考えられます。

Q28：移行に着手したものの事情があって戻りたいと思ったときに、どの段階なら後戻りできますか？ …… 117

　　A：定款変更に対する都道府県知事の認可がなされるまでは後戻りできます。

Q29：持分移行は病院内部の者だけで実行できるものでしょうか？　専門家を必要とする場合、どのような専門家の関与があれば円滑に手続きを進めることができますか？ ……………………………… 119

　　A：病院内部の方だけで実行することも可能ですが、医業経営に詳しい弁護士・税理士などの関与があれば心強いでしょう。

Q30：出資持分のない医療法人に移行すると他人に病院を乗っ取られることになりませんか？ …………………… 122

　　A：なりません。出資持分の有無と社員の地位は無関係です。

Q31：多額の保険に加入して相続対策をしていますが、

その場合でも持分移行の必要はありますか？ ……… 125

A：継続的に安定した経営を行うためには、保険の加入だけで十分と思ってはいけません。

Q32：複数の病院を経営している場合、分社化して異なる種類の持分移行を進めることはできますか？ …… 127

A：段階を踏めば既存の医療法人を事実上分社化し、異なる種類の持分移行を進めることができます。

Q33：持分を持つ父が高齢で判断能力が十分ではないときは、どのようにして進めたらいいですか？ ……… 130

A：後見人を就けて手続きを進めることになります。

第7章　決断後

Q34：持分移行の話を誰がどういう場でどのようにして説明したらいいですか？ ………………… 134

A：円滑な移行のためには、理事長先生が直接、出資者個々に説明をすることが有効です。

Q35：大半の人は持分の放棄を認めているのに、一部の出資者は買取りを要望しています。どう対応したらいいですか？ ……………………………… 137

A：まずは粘り強く説得することが大切です。説得にあたっては、専門家の力を借りることも考えましょう。

Q36：社員の名義貸しがあった場合は、どのように対応したらいいですか？ ……………………… 141

A：まずは社員＝社員名簿に記載されている人、出資者＝現実に出資をした人と考えましょう。

Q37：出資持分のない医療法人への移行に際して、出資持分放棄の意思は必ず社員総会で表明してもらう必要はありますか？ ……………………… 143

A：安全策をとるなら、社員総会を開き、出資持分放棄の同意書も提出してもらいましょう。

Q38：一部の社員が持分移行に反対しているときは、どうしたらいいですか？ ……………………… 148

A：最終的な手段としては強行的に移行することも視野に入れておく必要があります。

Q39：持分を放棄した場合の贈与税ですが、申告をしないでいるとどうなりますか？ ……………………… 153

A：本来支払うべき贈与税のほか、加算税や延滞税のペナルティが課されます。

Q40：出資者が社員でない場合、どうしたらいいですか？ 157

A：出資持分放棄の意思表示の確認をしっかりしましょう。

第8章　MS法人

Q41：MS法人が出資持分を持っているときは、どのようにして持分移行を進めたらいいですか？ ……………160

A：「重要な財産」であるかどうかなど、MS法人内での手続きに気をつけましょう。

Q42：持分移行に際して、MS法人を活用することはできますか？ ……… 163

　A：出資持分の評価額の引下げに活用しましょう。

第9章　後継者にかかわる問題

Q43：同族に後継者がいない場合はどうしたらいいですか？ ……… 168

　A：M＆A（譲渡・売却）という手法があります。

Q44：後継者の選び方によっては、持分移行を検討しなくてよい場合がありますか？ ……… 173

　A：後継者が誰であれ、持分移行を検討するべきです。

Q45：跡継ぎがいなくても、持分移行をする必要がありますか？ ……… 175

　A：持分移行を行っておく必要があります。

第10章　一人医師医療法人の場合

Q46：一人医師医療法人で出資者は私のみですが、出資持分の問題は関係ありますか？ ……… 180

　A：後継者以外に出資持分が相続されないよう、遺留分対策に留意しておきます。

Q47：一人医師医療法人が持分なし医療法人に移行することのメリット・デメリットを教えてください。 … 184

A：個人の贈与税、相続税の問題は解消しますが、持分を贈与された法人への贈与税課税が問題となります。

Q48：一人医師医療法人の出資持分の評価引下げのおすすめ策を教えてください。 187

A：利益圧縮による評価引下げ策として、理事への退職金の支給、生命保険の活用が考えられます。

Q49：出資持分のない医療法人への移行と暦年贈与では、どちらがよいのですか？ 194

A：それぞれにメリット、デメリットがあるので、状況に応じた総合的・長期的な判断が必要となります。

Q50：一人医師医療法人で後継者がいない場合の選択肢には何がありますか？ 197

A：M＆Aによって第三者に売却する方法があります。

■理解度チェック 202

■やるべきことチェック 204

基本編

第1章
「出資持分のない医療法人」とは？

Question 1　第1章 「出資持分のない医療法人」とは？

Q1：なぜいま、移行を検討する医療法人が増えているのですか？

A：「出資持分問題」の発生を予防するためです。

　いま、多くの**医療法人**が「出資持分のない医療法人」への移行を検討しています。

　いまある医療法人の多くは、「出資持分のある医療法人」です。出資持分の「ある」医療法人とはどういうもので、なぜ「出資持分のない医療法人」への移行を考えなければならないのでしょうか。

　医療法という法律があります。医療を受ける患者さんの保護や、医療を効率的に提供する体制確保のために定められたものです。

　この医療法の目的を達成するために、これまで、さまざまな改正が重ねられてきました。

■医療法改正の流れ

	主な内容
第1次医療法改正	病床数の上限を規制
第2次医療法改正	特定機能病院（高度の医療に対応する大学病院など）と療養型病床群（主として長期にわたり療養を必要とする患者を収容する病床）を制度化
第3次医療法改正	総合病院制度の廃止・地域医療支援病院の新設
第4次医療法改正	療養病床を一般病床から独立
第5次医療法改正	医療計画の見直し・医療法人制度改革

　このうち平成19年に施行された第5次医療法改正における医療法人制度改革で掲げられた目標が、「医業経営の透明性や効率性の向上」でした。そして、この目標を達成するためにとられた手段の1つ

が、出資持分のある医療法人の新設を不可能にすることだったのです。
　ではなぜ、出資持分のある医療法人の新設を不可能にすることが、「医業経営の透明性や効率性の向上」につながるのでしょうか。

■出資持分のある医療法人の新設ができなくなった理由

　厚生労働省作成の「出資持分のない医療法人への円滑な移行マニュアル」（以下、移行マニュアルと呼びます）では、「①医療法人の非営利性を徹底し、②医業を安定的に継続させる観点」（番号は筆者挿入）から、出資持分のある医療法人の新設ができなくなったものと指摘しています。

　①と②が、なぜ出資持分のある医療法人を新しく設立できなくなった理由なのか、以下、説明します。まず、医療法人に**非営利性**が要求される理由についてです。

■医療法人の非営利性の徹底

　医療法の第54条では、「医療法人は、剰余金の配当をしてはならない」と規定され、非営利性が要求されています（ここでの剰余金とは、ひとまず、利益という意味で理解いただければ結構です）。

　いうまでもなく、医療はとても公共性・公益性の高い事業です。そのため、医療法人が得た利益は、医療の向上に還元されるべきであり、構成員に分配されるべきではないと考えられているのです。

用語解説　「医療法人」とは？

　法人とは、個人以外で権利を有し、義務を負うことを法律で認められた存在です。すなわち、このような制度がないと、医療法人（病院）として医療機器等を購入したり、人を雇ったりすることができないことになります。また、このような制度がないと、医療法人の構成員（「社員」といい詳しくはQ6で説明します。）の財産と病院の財産とを分けることができなくなり、もしも構成員に資産状況の悪化が生じた場合、病院経営を脅かすおそれが生じることになります。このように、まずは、医療法人とその構成員は、それぞれ独立した、別個の存在であることを認識する必要があります。

Question 1　第1章 「出資持分のない医療法人」とは？

　このような規定がある以上は、「出資持分のある医療法人」であろうが「出資持分のない医療法人」であろうが、非営利性は満たされるのではないか、と考えられるかもしれません。

　じつは、「出資持分のある医療法人」では、実質的に見れば、利益の配当と呼べるような財産の分配ができる余地が残されていました（退社時の出資持分払戻しと解散時の残余財産分配。詳しくは**Q6**で説明します）。

　また一方で、「医療法人は得た利益を必ずしも医療の向上に還元しているとはいえないのではないか」「医療法人の運営上適切でない費用や不要な費用に充てているのではないか」という指摘もありました。

　こうしたことから、「出資持分のある医療法人」を新しく設立できないようにして、「①医療法人の非営利性の徹底」が図られたのです。

■医業の安定的な継続

　つぎは、「②医業を安定的に継続させること」についてです。

　「出資持分のある医療法人」では、出資持分払戻請求権の行使や課税によって、巨額の資産が医療法人から流出する可能性があります。この問題を本書では「出資持分問題」と呼びます。

　具体的に「出資持分問題」として懸念される問題点は、主につぎの2つです。

①出資持分を持つ社員（その相続人）が退社し、出資持分払戻請求権を行使すると、払い戻すべき金額が巨額に上るため、医療法人の存続そのものが脅かされることになりかねません。

②創業者である理事長が大半の出資者の場合、その相続の際に、相続人は多額の相続税を支払うことになります。

　どちらも多額の現金が医療法人や経営陣から流出する可能性があり、これが出資持分問題として問題視されているのです。

資産流出が起こると、大半の医療法人では経営が圧迫され、病院の存続が脅かされる事態が生じるおそれがあります。
　このため、出資持分のある医療法人を新たに設立できないことにすることで、「②医業を安定的に継続させること」を図ったのです。
　以上のように、出資持分のある医療法人の新設を不可能にすることは、「①医療法人の非営利性の徹底」および「②医業の安定的経営」に資することとなり、「医業経営の透明性や効率性の向上」につながるのです。

　こうして第5次医療法改正をきっかけに、「出資持分のある医療法人」の問題点がより鮮明になりました。これらの問題点は、医療法が目指した理念に沿わないという点から問題となるだけではなく、「出資持分問題」という形で医療法人経営に現実的に影響を与えるものです。
　こうした「出資持分問題」の発生を未然に防ぐ最適な方法が、「出資持分のない医療法人」に移行することです。このため、移行を検討されている先生方が多くなっているのです。

用語解説　「非営利性」とは？
　「営利」とは事業によって得た利益を出資者である構成員に分配することを言います。株式をお持ちの先生方であれば、株式会社の業績によっては配当金を受領されていることでしょう。こうした利益の分配がなされることをもって、株式会社は営利法人である、と言われているのです。医療法人が非営利法人である、というと、収益事業をしてはいけない（＝儲けてはいけない）ように勘違いされがちですが、そうではありません。利益を出資者である構成員に分配することができない、という意味なのです。

Question 2
第1章 「出資持分のない医療法人」とは？

Q2：出資持分のない医療法人のメリット・デメリットは何ですか？

A：メリットは出資持分問題を避けられること。デメリットは、これまで有してきた出資持分という財産を失うことです。

「出資持分のない医療法人」に移行するメリット・デメリットはどのようなものでしょうか。

■「出資持分のない医療法人」に移行するメリット

まずメリットは、「出資持分問題」を避けられることです。
①医療法人は出資者から払戻請求を受けることがなくなる
②相続税を課税されることもなくなる
この2点が主なメリットです。

さらに、出資持分のない医療法人にはさまざまな類型がありますので、それぞれの類型によって、税の優遇など右の**表**のようなメリットがあります。

表に示したメリットについては、**Q16、17、18**で詳しく説明します。ここでは、出資持分のない医療法人になれば、「出資持分問題」が避けられるという点を、しっかり理解しておいてください。

■「出資持分のない医療法人」に移行するデメリット

つぎは、デメリットについてです。

出資持分というのは、経済的価値のある財産権であるとされています。もっと簡単にいえば、出資持分は財産なのです。

出資持分のない医療法人になることは、これまで出資持分を有してきた者が、自己の財産をなくすことになります。

■移行のメリット

ⓐ特定医療法人	ⓑ社会医療法人	一般の持分の定めのない医療法人 (基金拠出型医療法人を含む)	
		ⓒ非課税要件を満たすもの	ⓓ非課税要件を満たさないもの
出資者から出資持分払戻請求を受けることがない			
相続税を課税されることがない			
法人格移行時の贈与税及び相続税の課税がない			
法人税の優遇税率がある	原則として法人税が非課税である	評議員を選任する必要がない	同族経営を維持できる
	利子配当に対する所得税が課税されない		
	社会医療法人債の発行が可能である等		

次頁の**表**に出資持分のない医療法人のデメリットを示していますが、こちらも詳しくは**Q16**、**17**、**18**で説明します。

出資持分のある医療法人から、**両表**のⓓ「一般の持分の定めのない医療法人」で「非課税要件を満たさないもの」に移行する場合、金銭の支払面に限れば、
①いまから移行して贈与税ないし相続税としてある程度の金銭を支払う
②将来、出資持分払戻金もしくは相続税として多額の金銭を支払うのいずれを選択するかがポイントになります。

出資持分のある医療法人から、移行のメリット・デメリットを示した表のⓐ～ⓒ「特定医療法人・社会医療法人・一般の持分の定めのない医療法人(非課税要件を満たすもの)」に移行する場合は、こちらは

第1章 「出資持分のない医療法人」とは？

移行時の贈与税および相続税の課税がないぶん、税金の支払いは抑えられるでしょう。

しかし、これらの類型の医療法人に移行するための要件はかなり厳しく設定されていますから、現実的にこれらの要件を満たすことができるかどうか、ということがポイントになってきます。

■**移行のデメリット**

ⓐ特定医療法人	ⓑ社会医療法人	一般の持分の定めのない医療法人 （基金拠出型医療法人を含む）	
		ⓒ非課税要件を満たすもの	ⓓ非課税要件を満たさないもの
医療法人に対する財産権がなくなる			
交際費等の損金不算入額が増加する可能性がある			
社員・役員の同族関係者の割合が3分の1以下でなければならない			法人格移行時に贈与税及び相続税の課税がある
役員等に対する利益供与の禁止		
移行のための要件が厳しい			
	社会医療法人の認定を自ら取りやめることはできない等	左の2類型に準ずる一定の要件を満たす必要がある	

第1章 「出資持分のない医療法人」とは？

Q3：私の医療法人も「出資持分問題」に関係がありますか？

A：大半の医療法人は「出資持分問題」に直面しています。

「出資持分問題」の回避策として、「出資持分のない医療法人への移行」があること、そしてそのメリット・デメリットを説明してきました。

そもそも、この問題はすべての医療法人に関係のある話なのでしょうか。「出資持分問題」に直面するのは、どのような類型に属する医療法人なのか、ここで確認しておきましょう。

平成19年施行の第5次医療法改正により、医療法人の類型は次頁の図のとおり変わることとなりました。

Q1で説明したように、この医療法改正によって、社団医療法人を新しく設立する場合は、出資持分のない医療法人しか認められないことになりました。出資持分のある既存の医療法人については、当分の間は存続できる経過措置がとられます。

したがって、先生方の医療法人が、第5次医療法改正が施行された平成19年4月1日以降に設立されたものであれば、出資持分問題とは無縁といえるでしょう。

■法改正以前の医療法人

では、それ以前に設立された医療法人についてはどうでしょうか。

平成19年4月1日に自動的に移行された後の1つ1つの医療法人の類型について、詳しくは第4章で説明しますが、ここでは医療法人がどのような類型に大きく分けられるか、見ていきましょう。

まず医療法人には、**「社団医療法人」**と**「財団医療法人」**とがあり

Question 3　第1章　「出資持分のない医療法人」とは？

■医療法人の類型

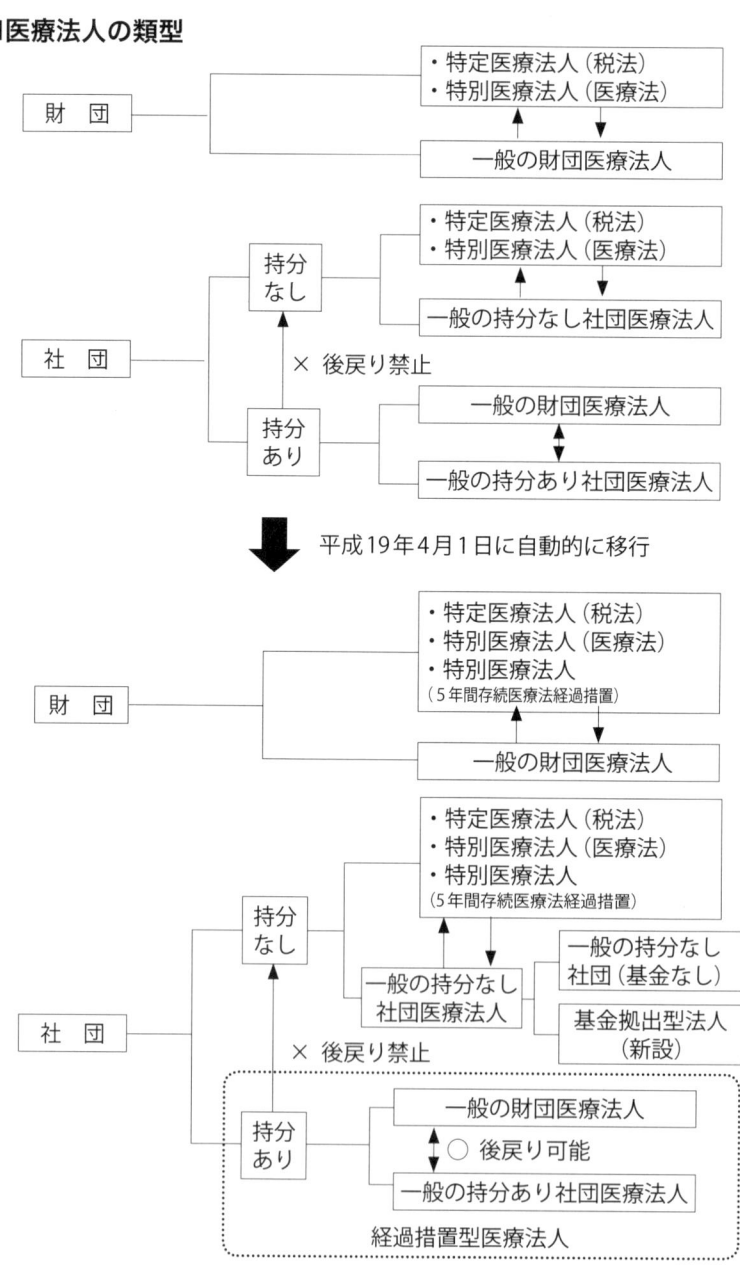

（青木恵一『医療法人の設立・運営・承継と税務対策』税務研究会出版局より一部改変）

ます。出資持分のある医療法人は、「社団医療法人」に属します。

医療法人には、よく「医療法人社団　○○会」という名称がつけられていますが、これは社団医療法人であることを示すものです。

社団医療法人は、出資持分のある医療法人と出資持分のない医療法人に分けられます。

全国の医療法人中、およそ90％は出資持分のある医療法人です。したがって大半の医療法人が、出資持分問題に直面しているといえます。

医療法人				
総数	財団	社団		
		総数	持分あり	持分なし
47,825	391	47,434	42,245	5,189

（平成24年3月31日現在）

■「出資持分のある医療法人」かどうかの確認

では、先生方の医療法人が出資持分のある医療法人であるか否かは、どのようにすればわかるのでしょうか。

そもそも出資持分のある医療法人とは何か、その定義を説明しておくと、①社団医療法人であって、②その定款に出資持分に関する定めを設けているもの、となります。

①については、医療法人の名称に「社団」という単語が含まれていれば、これに該当するということになります。

②については、定款の定めを確認することになります。「出資持分

用語解説「社団法人」とは？　「財団法人」とは？

「法人」は、「人」の集合体であるものと「財産」の集合体であるものに分けられます。前者の例が「社団法人」、後者の例が「財団法人」です。「人」の集まりである法人には、その構成員となる「社員」がいますが、「財産」の集まりである法人には、「社員」がいません。なお、財団医療法人には、出資持分という概念が存在しないので、財団医療法人であれば出資持分問題に直面することはありません。

に関する定め」は、通常、下記のような定めです。

> 第○条　社員資格を喪失した者は、その出資額に応じて払戻しを請求することができる。
>
> 第○条　本社団が解散した場合の残余財産は、払込済出資額に応じて分配するものとする。

このような内容の定めが**定款**中にあれば、先生方の医療法人は出資持分のある医療法人であり、「出資持分問題」に直面しているといえるでしょう。

用語解説　「定款」とは？

定款とは、法人の基本的な規則およびその内容を記載した書面のことで、通常は医療法人の事務所に置かれています。

基本編

第2章
「出資持分」とは？

第 2 章　出資持分とは？

Q4：そもそも「出資持分」とは何ですか？

A：医療法人に出資した人が、その医療法人の資産に対して、出資額に応じて持っている権利のことです。

　そもそも「出資持分」とはどのようなものなのか、「出資持分」を持っているとはどういうことなのか、を説明します。
　医療法人は大きく分けると、①社団たる医療法人（社団医療法人）、②財団たる医療法人（財団医療法人）、の2種類があることは**Q3**で説明したとおりです。「出資持分」が問題となるのは、①の社団医療法人です。本書で単に「医療法人」という場合は、①の社団医療法人を指すものと考えてください。
　法人とは、個人以外で権利を有し、義務を負うことを法律によって認められた存在です。
　医療法人も法人の1つですから、権利を有し、義務を負うことができます。たとえば、病院の建物や土地といった不動産を所有したり、医療機器を購入するなどして財産を持つことができます。銀行からお金を借りた場合には、返済の義務を負うこともあります。
　これらは医療法人として固有の権利あるいは義務になります。このように医療法人は、法人として財産を持つことができます。

■必要な資金を提供した「出資者」が持つ権利
　ただ、医療法人がこのような活動を行うためには資金が必要です。とくに医療法人を設立するときは、医療法人自身には資金がありませんから、設立にあたって必要な資金を調達する必要があります。
　医療法人設立に際して、必要な資金を提供する（出資する）人のこ

とを「出資者」といいます。

　設立後であっても、資金を必要とする場合がありますから、設立後に医療法人に対して資金を提供する（出資する）人もまた「出資者」です。

　このように医療法人の財産には、出資者の資金も含まれています。そのため出資者は、医療法人の財産の一部は自分の財産でもあると主張することができることになります。

　出資者が出資した金額は、出資者それぞれによって異なる場合がありますから、出資者は自らが出資した金額に応じた権利を持っています。

　出資者が持っている権利のことを、一般に「出資持分」と呼んでいます。

　つまり出資持分とは、医療法人に出資した人が、その医療法人の資産に対して、出資額に応じて持っている権利のこと、なのです。

　「出資額に応じて」とはいえ、医療法人の財産の一部を持っているのですから、出資持分は経済的な価値がある財産権です。個人的に不動産や株式を持っている方なら容易に想像できるかと思いますが、財産である以上、他人に譲渡することができるのが原則ですし、また出資持分の移転については贈与税や相続税が課される場合があります。

　出資持分を誰が持っているかは、医療法人によって異なります。また、出資持分を誰が持っているかは、医療法人制度における関係者の役割や医療法人の組織運営と密接に関係しています。これらについてはQ6で詳しく説明します。

用語解説　「社員」とは？

　「社員」とは、設立された医療法人の構成員のことをいいます。法律上、財産の集まりのことを「財団」といいますが、人の集まりのことは「社団」といいます。「社員」とは、「社団法人」という団体の「構成員」という意味です。会社で働いている従業員のことではありません。「社員」の医療法人における地位や、医療法人においてどのような役割を果たしているのかについては、Q6で改めて説明します。

第2章 「出資持分」とは？

Q5：出資持分があると何ができますか？

A：退社するときや解散するときに、医療法人に対して、金銭を支払うよう求めることができます。

Q4で説明したように、出資持分というのは、医療法人に出資した人が、その医療法人の資産に対して、出資額に応じて持っている権利のことです。

では、出資持分を持っている人は、
・どのような場合に、
・誰に対して、
・どのような請求を、
することができるのでしょうか。

出資持分を持っている人が権利を行使する最も典型的な例は、つぎの2つです。

①退社する場合の出資持分払戻請求権（返還請求権）の行使
②医療法人が解散する場合の残余財産分配請求権の行使

要するに、出資持分を持っている人は、
・退社（医療法人の構成員を辞めること）するときや医療法人が解散するときに、
・医療法人に対して、
・一定の金銭を支払うように、
求めることができるということなのです。

この権利を行使することで具体的に何ができるのかについて、①と②に分けて、詳しく説明します。

■退社する場合の出資持分払戻請求権（返還請求権）の行使

　まず、退社する場合の出資持分払戻請求権の行使について説明します。「出資持分払戻請求権」とは、出資持分を持っている人が、医療法人に対して、自己の出資持分に相当する財産の払戻しを求めることができる権利を指します。医療法人に対して提供した資金等の返還を求めるものであることから、「出資持分の返還請求権」と呼ばれることもあります。

　もっとも、出資持分を持っていれば、いつでも医療法人に対して出資持分の払戻が請求できるとされているわけではありませんでした。

　なぜなら、無条件に出資持分の払戻しを認めてしまうと、病院運営のために集められた医療法人の財産が流出してしまい、医療法人の経営を脅かす可能性があるからです。

　かつて旧厚生省は、「社団医療法人モデル定款」を作成しました。その第9条には「社員資格を喪失した者は、その出資額に応じて払戻しを請求することができる」という規定がありました。

　そして、全国の医療法人は、この旧厚生省の作ったモデル定款を参考にして、定款を作成しました。先生方の医療法人においても定款を作成されていると思います。その定款を一度ご覧ください。

　定款に「社員資格を喪失した者は、その出資額に応じて払戻しを請求することができる」といった規定があるのではないでしょうか。これが①の「出資持分払戻請求権」の根拠となっているのです。

　このように、従来、医療法人の定款においては、医療法人の社員が「退社」する場合に、自分の持つ出資持分に相当する財産の払戻しを求めることができるという規定が設けられてきました。

　この規定によれば、社員のうち、出資を行っていた者のみが、退社を理由に出資持分の払戻請求をすることができるのです。

　では、出資を行っていた社員が出資持分の払戻請求権を行使して、医療法人に対して「出資持分に相当する財産の払戻し」を求めた場合、

具体的にはどのようなことが起こるのでしょうか。

出資持分とは、医療法人に出資した人が、その医療法人の資産に対して、出資額に応じて持っている権利ですから、出資持分の払戻請求権を行使した人に対しては、「出資額に応じて」一定の金銭が支払われることになるはずです。

社員から出資持分の返還請求を受けた場合、一体いくら払わなければならないのでしょうか。

この問題については、これまでに裁判所においてもさまざまな見解が示されてきたところです。**Q10**において詳しく説明することにします。

■医療法人が解散する場合の残余財産分配請求権の行使

つぎに、医療法人が解散する場合の残余財産分配請求権の行使について説明します。

医療法人が解散する場合、医療法人の財産を売却してお金に換え、銀行からの借入れやリース債務など債務の支払いを行います。その上で残った財産がある場合には、その財産は、医療法人に対して出資を行っていた人のあいだで分配されることになります。

この分配を求める権利のことを、医療法人が解散する場合の「残余財産分配請求権」といいます。

では、出資者にはいくらの財産が分配されることになるのでしょうか。

出資者は、出資持分を持っています。そして出資持分とは、医療法人に出資した人が、その医療法人の資産に対して、出資額に応じて持っている権利です。したがって出資者は、医療法人に対して、「出資額に応じて」、残った財産の分配を求めることができる、ということになります。

このように、出資持分があると、その出資持分を持っている人は、①医療法人を退社するときや、②医療法人が解散するときに、医療法人に対して、金銭の請求ができることになるのです。

Q6：私の医療法人で出資持分を持っているのは誰ですか？

A：医療法人の設立時または設立後に出資をした者です。

　医療法人において、出資持分を持っているのは誰でしょうか。
　誰が出資持分を持っているかを把握していれば、出資持分の払戻しを求められた場合も対応しやすくなりますし、さまざまな事態を想定しておくことができるようになります。
　従って出資持分問題を考えるにあたっては、誰が出資持分を持っているのかを、まず知っておくべきです。
　出資持分を持っているのは、「医療法人の設立時または設立後に出資をした人（その相続人を含む）」です。要するに、医療法人に対して出資をした人が、出資持分を持っているのです。
　ところで、出資持分問題の説明において、「社員」という存在がしばしば登場します。「出資者」と「社員」は同じものであるという誤解がよく見受けられますが、社員でも出資を行っていない人もいます。出資を行っていない社員は出資持分を持っていません。このように社員と出資者は必ずしも一致するわけではありません。ご承知おきください。
　では、「社員」とはどのような存在なのでしょうか。医療法人を運営するには、ほかにどのような人が関与するのでしょうか。
　正しく理解していただくために、医療法人の組織の構成や運営について、図をもとに説明していきます。次頁の**図**をご覧ください。

Question 6 第2章 「出資持分」とは？

■医療法人の組織と運営

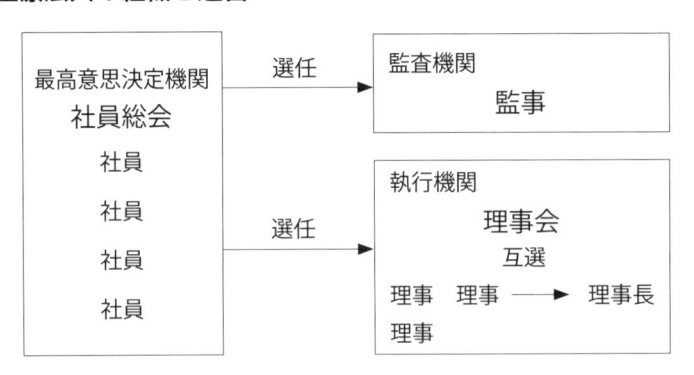

```
最高意思決定機関          監査機関
   社員総会    ──選任──→    監事
     社員
     社員     ──選任──→  執行機関
     社員                   理事会
     社員                    互選
                      理事 理事 ──→ 理事長
                      理事
```

■社員とは

　社員とは、**Q4**の用語解説でも説明したように、法人（社団法人）の構成員です。

　法人は、権利を有し、義務を負うことを法律で認められた存在に過ぎません。法人自身は頭や身体を持っているわけではありませんから、個人のように自分で何かを考え、行動に移すことはできません。

　そこで、法人が個人と同じように活動を行っていくためには、
　①一定の個人あるいは会議体のする意思決定を、その社団法人の意思とみなす
　②一定の個人のする行動をその法人の行動であるとみなす
必要があります。

　法律上、①の一定の個人や会議体のメンバーのことを、法人の構成員として「社員」と呼んでいます。

　医療法人では、社員たる資格は、各法人の定款において定めることとされています（医療法第44条第2項第7号）。したがって、どのような人が社員になることができ、またどのような場合に社員の地位を失うのかは、各医療法人において定める定款によって決まることになります。

医療法上は、社員の資格について特別の制限は設けられていません。

■社員総会とは

「社員」が集まって、医療法人としての意思を決める会議のことを「社員総会」といいます。社員総会は医療法人にとって、どのような存在なのでしょうか。

医療法第48条の3第7項は、「社団たる医療法人の業務は、定款で理事その他の役員に委任したものを除き、すべて社員総会の決議によって行う」と定めています。

つまり社員総会は、医療法人の最高意思決定機関です。そのため、重要な事項については、社員総会において決めなければなりません。

具体的には、
・財産を処分することや、担保を提供すること
・毎事業年度の事業計画の決定および変更
・収支予算および決算の決定
・剰余金または損失金の処理
・その他重要な事項の決定

などが社員総会において決めるべき重要な事項になります。

医療法第48条の4第1項は、「社員は、各一個の議決権を有する」と定めています。つまり社員は、社員総会においては、出資持分の有無、出資持分の金額とは関係なく、1人1個の議決権を持っているということです。

株式会社の場合、より多くの株式を持っている人が、株主総会においてより大きな発言権を持ちます。しかし医療法人においては、株式会社とは異なり、あくまで社員1人ひとりが1個の議決権を持っています。

Question 6　第2章 「出資持分」とは？

■**監事とは**

　医療法第46条の2第1項は、「医療法人には、役員として、理事3人以上及び監事1人以上を置かなければならない」と定めています。

　医療法上は、理事と監事を置かなければならない、としか定められていませんので、具体的にどのような方法で理事と監事を選ぶのかは、各医療法人に任されているということになります。

　もっとも、旧厚生省・厚生労働省の作成したモデル定款では、理事・監事は社員総会で選ぶ、と規定されています。多くの医療法人では、この旧厚生省・厚生労働省の作成したモデル定款を参考に定款を作成していますので、モデル定款に従い、理事・監事を社員総会で選ぶ、と定めている医療法人が一般的です。

　先生方の医療法人においては、どのように理事と監事を選ぶようになっているか、一度定款を確認してみてください。

　監事は、医療法人の業務・財産状況の監査等を行うとされています（医療法第46条の4第7項参照）。つまり、監事は医療法人の監査機関です。具体的には、

・業務の監査、財産状況の監査
・監査報告書の作成
・不正行為、法令または定款違反事実について、社員総会等への報告
・理事に対して意見を述べる

などが監事の仕事ということになります。

■**理事、理事会、理事長とは**

　つぎに、「理事」「理事会」「理事長」について説明します。

　さきほど説明したように、社員総会は医療法人の最高意思決定機関です。しかし、細かい日常業務についてまですべて社員総会で決定しなければならないとすると、医療法人の運営が立ち行かなくなること

は容易に想像できます。そこで、日常業務の決定やその実行、管理は、社員総会ではなく「理事」が行います。

医療法人の業務は、定款に特別の定めがない場合には、理事の過半数で決めることとされています（医療法第46条の4第3項）。そこで、効率的な医療法人の運営を行うべく、理事が集まって業務決定を行う会議のことを「理事会」といいます。理事会は、医療法人の執行機関ということになります。

理事会は、医療法上必ず設けなければならない機関ではありませんが、旧厚生省・厚生労働省のモデル定款に定められていることから、多くの医療法人においても、理事会が設けられているのが一般的です。

このようにして、理事が理事会を構成して業務決定を行うことになりますが、すべての日常業務を理事会で会議をして決定するということになると、機動的、効率的に医療法人の運営を行うことができなくなります。

そこで医療法第46条の4第1項は、「理事長は、医療法人を代表し、その業務を総理する」と定め、「理事長」という役割を設けています。理事長は、医療法人の代表者で、社員総会を招集する権限も持っています。

理事長は理事の**互選**により選ばれ、医療法人の業務を管理することになります。

なお、理事長は原則として、医師または歯科医師である理事のなかから選出される必要があります（医療法第46条の3第1項参照）。

用語解説　「互選」とは？
　互選とは、選任資格のある人（理事）の中から被選任者（理事長）を選ぶことをいいます。この場合、選任方法は問いません。投票・指名・推薦・持ち回りなど、選任の方法は選任資格のある人（理事）が決めることになります。

Question 7　第2章　「出資持分」とは？

Q7：誰が社員か確認したいのですが、どうすればいいですか？

A：まずは医療法人の「社員名簿」を見てみましょう。

　そもそも誰が社員なのかわからないときは、どうしたらいいのでしょうか。

　医療法人設立から時間が経過していたり、医療法人を引き継いだといった場合には、いったい誰が社員であるのか把握できない、という事態が起こり得ます。

　医療法第48条の3第1項によると、「社団たる医療法人は、社員名簿を備え置き、社員の変更があるごとに必要な変更を加えなければならない」とされています。したがって、まずは医療法人の「社員名簿」を見れば、誰が医療法人の社員であるかがわかることになります。

　では、社員名簿が見当たらない場合にはどうしたらよいのでしょうか。

　医療法人を設立する際に作成する初めての定款には、社員の氏名が書いてあることが一般的です。医療法人を設立した当時の社員については、この初めての定款を見ることによって調べることができます。

　設立当時の定款が医療法人の事務所などにない場合も、監督官庁において定款を見ることができますので（「閲覧」といいます）、設立当時の社員を調べることができます。

■設立後に社員の変動があった場合

　つぎに、設立後に社員の変動があった場合には、どのようにして社員を調べればよいのでしょうか。

　前述の医療法第48条の3第1項によれば、社員の変更があれば、

社員名簿に変更を反映させなければならない、とされています。そのため、通常であれば、社員名簿を見れば社員の変動もわかるはずなのですが、社員名簿がない場合には、社員の変動を直ちに把握することが難しくなります。

　そこで、設立後に社員の変動があったような場合には、たとえば社員総会の議事録などの関係記録を調べてみます。

　それでも、社員総会の議事録などの関係記録が何も残っていない場合や、仮に関係する記録が残っていてもその内容が他の記録と矛盾するような場合もあるでしょう。

　こうした場合は、直ちに社員の変動を判断することはできません。そのため、関係者の記憶や残されている関係記録の作成経緯を踏まえて、社員の変動を総合的に判断していくことになります。

Question 8　第2章 「出資持分」とは？

Q8：どの社員がいくら出資したのか確認したいのですが、どうすればいいですか？

A：設立時の定款や第1期目の決算書を調べることから始めましょう。

　Q4で説明したとおり、出資持分とは医療法人に出資した人が、その医療法人の資産に対して、出資額に応じて持っている権利のことです。

　どの社員が、いくらの出資をしたのか確認することができれば、その社員が医療法人に対して、どのくらいの出資持分を持っているかがわかることになります。

　そうすれば、ある社員から出資持分の払戻しの請求を求められた場合であっても、どのくらいの資金が必要になってくるのか前もって予測できることになります。

　医療法人を設立した際に作成した最初の定款には、出資を行った人の出資額が記載されていることが一般的です。また医療法人の第1期目の決算書には、出資額が記載されていることが一般的です。

　したがって、医療法人を設立したときの出資額を知りたいと思ったときには、最初の定款や第1期目の決算書を見ることによって、出資額を知ることができます。

　医療法人を設立したときの定款などが医療法人の事務所などにない場合でも、監督官庁で定款を見る（閲覧）ことができますので、設立当時の出資額を調べることができます。

■設立後に出資額の変動があった場合
　医療法人の設立後に出資額の変動があった場合には、どのようにし

て出資額を調べればよいでしょうか。

Q7で述べたように、医療法第48条の3第1項では、社員の変動があった場合には、医療法上社員名簿に必要な変更を加えなければならない、とされています。しかし出資額については、出資額を変動させるときに定款を同時に変更させなければならないという仕組みにはなっていません。そのため、定款を調べても、出資額の変動を把握することはできないことになります。

そこで、設立後に出資額の変動がある場合には、たとえば社員総会の議事録などの関係記録を調べてみることになります。出資額の変動は、医療法人にとって大きな出来事ですので、最高意思決定機関である社員総会の議事録などには、その内容が記載してあることが一般的だと考えられます。

それでも、社員総会の議事録などの関係記録が何も残っていない場合や、仮に関係する記録が残っていてもその内容が他の記録と矛盾するような場合には、直ちに出資額の変動を判断することはできません。

そのため、Q7の場合と同様に、関係者の記憶や残されている関係記録の作成経緯を踏まえて、いったいいくらの出資額の変動があったのかを総合的に判断していくことになります

基本編

第3章

「出資持分のある医療法人」のままでいることに伴うリスク

Q9：出資持分のある医療法人のままでいると、どういう問題がありますか？

A：財産が流出して経営をいろいろな面で阻害するリスクがあります。

　平成19年施行の第5次医療法改正により、社団医療法人を新規設立する場合には、出資持分のない医療法人しか認められないことになりました。

　そして、既存の出資持分のある医療法人については、当分のあいだ存続する旨の経過措置がとられており、これらは「経過措置型医療法人」と呼ばれています。

　いずれにせよ、当分のあいだ（期間の定めがありません）、非常に不安定な取扱いとなっています。

　第1章で、出資持分のある医療法人における「出資持分問題」を提示しました。具体的には、つぎのようなものです。

（1）退社時に出資持分の払戻し、解散時に残余財産の分配がなされるため、医療法人の非営利性が保たれない。

（2）出資持分に相続税課税がなされるため、その支払いに窮する。

（3）出資持分を持つ社員が退社し、出資持分の払戻請求権を行使した場合、その払戻が医療法人の経営を圧迫する。

　この3つの問題について、詳しく解説していきます。

(1) 医療法人の非営利性が保たれない

　これについては、制度上、法整備上の問題であるため医療法人が対策をとることはできません。

(2) 出資持分に相続税課税がなされるため、その支払いに窮する

　出資者の相続税課税が、医療法人の経営危機を招く恐れがあります。

　病院開設者の平均年齢は、平成12年の61.5歳から平成20年は63.1歳（新規開業と閉院が起こるため、診療所開設者の平均年齢は59.5歳程度で推移）と、年々、高齢化が進行しています。そのため、近い将来、つぎのような出資持分を含めた相続税課税の問題が発生することが考えられます。

　①法人の経営に直接関与しない者が出資持分を相続した場合には、出資持分の払戻請求が行使される可能性が高い

　たとえば出資持分の払戻請求金額が出資額面の100倍、200倍になるケースはたくさんあります。

　出資者の相続人が法人の経営に関係しない場合には、相続税の納付や出資持分の現金化のために、100万円の出資持分に対して、たとえば1億円（100倍）〜2億円（200倍）もの金額の払戻請求が行われます。

　②法人経営に関与する者が相続した場合には、どのように相続税を納税させるのか？　相続税はどれくらいで、納付可能なのか？

　例として、理事長の相続財産である出資持分3億円、預金5億円を相続人である兄弟3人（長男が医療法人の承継者）で相続をした場合を考えてみます。

　医療法人の承継者である長男が出資持分を相続し、次男と三男が預金5億円を半分ずつ相続すると、財産の分割として、

　　　長男　出資持分　3億円　　相続　相続税　9600万円
　　　次男　預金　　　2.5億円　相続　相続税　8000万円
　　　三男　預金　　　2.5億円　相続　相続税　8000万円

となりますが、出資持分は現金化できない相続財産であるため、長

男は相続税の納付ができないという事態に直面することになります。

③兄弟や親族で医療法人を承継させる場合、親族間や兄弟で経営方針や医療方針で争いが生じた場合の対応および払戻請求権の行使に対応できるのか？

(3) 出資持分を持つ社員が退社し、出資持分の払戻請求権を行使した場合、その払戻しが相当な金額になるため、医療法人の経営を圧迫する

①医療法人の定款に出資持分の払戻請求権がどのように記載されているか？

厚労省のモデル定款では、払戻請求権については、つぎのような規定になっています。

■厚生労働省モデル定款

第7条　社員は、次に掲げる理由によりその資格を失う。
（1）除名
（2）死亡
（3）退社

※退社につきましては、「やむを得ない理由のあるときは、社員はその旨を理事長に届け出て、その同意を得て退社することができる」とされ、特別な理由がない限り認めざるを得ないことになります。

第9条　社員資格を喪失した者は、その出資額に応じて払戻しを請求することができる。

ここで問題になるのが「出資額に応じて」の理解の仕方ですが、出資額全体のうちにその退社する社員の「持分割合に応じて」と理解するのが妥当だと考えられており、判例などもその考えに基づいたものとなっています。

たとえば、出資金500万円のうち250万円を出資またはその出資を引き継いだ場合には、50%の出資持分を有することになります。
　②出資持分の払戻請求権の行使を受ける可能性があるならば、医療法人経営への影響はどのくらいか？
　出資持分の払戻請求権の行使を受けた場合、医療法人経営への影響を試算しておきます。
　払戻請求権を行使された場合の金額は、原則として社員間の話合いで決定しますが、参考となる算定方法がいくつかあります。この算定方法については、**Q13**で説明します。
　いずれの算定方法でも、残存社員や当該医療法人への贈与税課税の問題がありますので、専門家や課税庁との十分な打合わせが必要となります。

Question 10　第3章　「出資持分のある医療法人」のままでいることに伴うリスク

Q10：医療法人の出資者が、出資持分払戻請求権を行使してきたら、いくら支払わなければならないのでしょうか？

A：出資された額を払えばよいというわけではありません。

「出資持分問題」として、社団医療法人が出資持分払戻請求権を行使された際の払戻額が巨額となる可能性があるということを述べてきました。

医療法人が出資持分払戻請求権を行使された際、具体的にいくら払い戻さなければならないでしょうか。

いくつかの裁判例をもとに、「巨額」のイメージをつかんでみましょう。

■ケース1　設立時からの社員が退社した

> AはX社団医療法人の設立時に約460万円を出資しました（A以外に出資者はいませんでした）。
> その後Aは死亡し、BがAを相続しました。
> Aが出資をしてから47年後、BはX社団医療法人に対して、出資持分の払戻請求として、約4億7100万円を請求しました。
> 参考：最高裁判決平成22年4月8日民集64-3-609（ただし、事実を簡略化）

約460万円しか出資していないのに、約4億7100万円もの大金を請求するなんて！　と驚かれたかもしれません。

このケースでも、もちろん、X社団医療法人は、払い戻すべき額はAが出資した約460万円であると争いました。

しかし裁判所は、X社団医療法人がBに対して約4億7100万円を

支払う余地があることを認めたのです。

　これはいったいどういう理由によるものでしょうか。

　現在の裁判所の運用では、定款に、「社員資格を喪失した者は、その出資額に応じて払戻しを請求できる」という趣旨の条項があれば、出資した社員は、退社時に、退社した時点の医療法人の財産の評価額から、その時点の社員の持分の割合を乗じて算定される額の返還を請求することができるとされています。

　このケースでは、Bが退社した時点でのX社団医療法人の財産の評価額は約5億円にも上っていました（社団医療法人の財産の評価額の計算方法については、**Q13**で説明します）。一方で、Aの出資持分割合は100％ですから、これを相続したBの出資持分割合もまた100％ということになります。そこで裁判所は、

　約5億円×100％≒5億円＞約4億7100万円

となることから、X社団医療法人からBに対する約4億7100万円の支払いを認めたのです。

　このように、病院経営が順調であればあるほど（医療法人の留保利益が多くなればなるほど）、医療法人の財産の評価額は上がり、退社する社員に返還しなければならない額は巨額となります。

　もっとも裁判所の運用でも、医療法人の資産形成の具体的経緯や、あまりに多額の払戻しを行うことによって医療法人や地域社会への損害が発生し、払戻しを認めることが不当であると判断される場合には、**権利濫用**などによって調整を図る余地があると指摘されています。

　たとえばX社団医療法人が過去に債務超過に陥り、のちに関係者の努力により再建されて現在の資産が形成されたのに、その過程でBが貢献していないというような場合は、権利濫用となり得る余地もあると判断する裁判官もいました。

　しかし権利濫用の理論は最後の手段ですので、簡単に認められるも

のではありません。

出資持分のある医療法人でいる限り、病院経営が順調であればあるほど、退社する社員に返還しなければならない額が巨額となることは、ほぼ避けられない事態なのです。

■ケース2　途中から入会した社員が退社した

ケース1は、設立時からの社員が退社し、出資持分の返還請求をしたケースでした。では、途中から入会した社員が退社した場合は、いくら支払わなければならないでしょうか。

> Y社団医療法人は昭和X年に設立されました。
> それから11年後、Cは50万円を出資してY社団医療法人に入会しました。それから18年後、Cは退社し、Y社団医療法人に対して、出資持分の返還を請求しました。
> 参考：東京高裁判決平成7年6月14日高民集48-2-165（ただし、事実を簡略化）

このケースでも、もちろんY社団医療法人は、Cに返還すべき額は50万円であると主張して争いました。しかし裁判所は、Y社団医療法人に対してCに約600万円を支払うよう命じました。

現在の裁判例では、社団医療法人設立後に出資をした社員の出資持分の割合は、出資をした時点における医療法人の資産総額にその社員の払込済出資額を加えた額に対する当該出資額の割合によるとされています。

このケースでは出資をした時点における医療法人の資産総額は約4億3000万円でした。そこで、50万円を出資したCの持分割合は、

50万円÷（約4億3000万円＋50万円）≒0.116％

となります。

したがって、Cが退社した時点でのY社団医療法人の財産の評価額

（約50億円でした）に、Ｃの出資時点での持分割合（約0.116％）を乗じた約600万円が、Ｙ社団医療法人が返還すべき額とされたのです。

　Ｑ８で、出資者と出資額の確認方法について説明しました。医療法人の財産の評価額についても調べたうえで、出資持分割合のいちばん大きな出資者がいま出資持分払戻請求権を行使してきたら、いくら支払うことになるのか、一度試算してみることをおすすめします。

用語解説 「権利濫用」とは？
　権利濫用とは、権利を行使しているように見えても、実際には権利の行使として社会的に許される限度を超えており、権利の行使とは認めることができないことをいい、具体的な法律の規定を適用すると、不当な解決となる場合に用いられる理論です。もっとも、このような理論を安易に用いると、裁判所の判断がバラバラになってしまい、安定性を欠くので、頻繁に用いられるものではありません。

第3章 「出資持分のある医療法人」のままでいることに伴うリスク

Q11：出資持分を払い戻したら所得税の課税を受けますか？

A：一般の持分の定めのある医療法人と出資額限度法人の場合で、課税関係は異なります。

　出資持分のある医療法人の出資社員が、医療法人から出資持分の払戻しを受けるためには、定款に基づき、社員資格を喪失した場合に払戻しの請求を行うこととなります（出資持分の返還請求権）。

　出資持分の払戻しが行われた場合は、以下のような課税関係が生じます。

(1) 一般の持分の定めのある医療法人の場合
①払戻しを受けた出資者
　払戻しを受けた出資者については、払戻額が払込出資額を超える部分の金額は配当所得とされ所得税課税の対象となり、その出資者の他の所得と合算し、確定申告を行う必要があります（最高税率50％）。

　また、この払戻額のうち、その出資者に対応する出資金の額と出資金の取得価額との差額があれば、その差額は株式等に係る譲渡所得として、所得税課税の対象となります。

　このほか、出資者につき配当所得として所得税課税がされる場合、払戻しをした医療法人は、この払戻額につき所得税の源泉徴収をする必要があるため、配当所得の収入金額×20％に相当する源泉所得税を徴収し、徴収した源泉所得税を翌月10日までに所轄税務署へ納付します。

■ケース1

　医療法人A（一般の持分の定めのある医療法人）の出資持分をそれぞれ、理事長が5,000万円、理事長の妻が3,000万円、理事長の母が2,000万円所有しています。このうち、理事長の母が退社に伴い、出資持分2,000万円につき払戻請求をし、これに対して医療法人Aは2億円（母の出資持分評価額）を払い戻しました。

　この場合の母の課税関係は2億円－2,000万円＝1億8,000万円が配当所得となり、所得税課税の対象となります。

　また、この場合に医療法人Aは、この払戻額につき所得税の源泉徴収をする必要があるため、1億8,000万円（配当所得の収入金額）×20％＝3,600万円の源泉所得税を徴収し、手取額2億円－3,600万円＝1億6,400万円を母へ支払う必要があります。医療法人Aは、徴収した源泉所得税を翌月10日までに所轄税務署へ納付します。

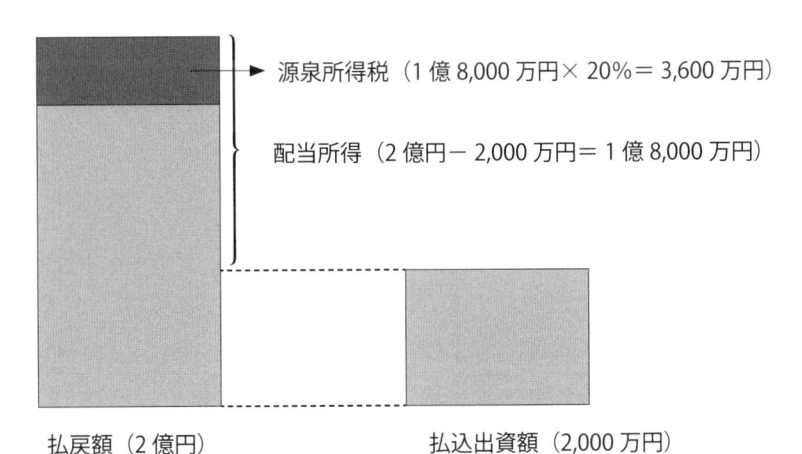

源泉所得税（1億8,000万円×20％＝3,600万円）
配当所得（2億円－2,000万円＝1億8,000万円）
払戻額（2億円）　払込出資額（2,000万円）

②払戻しを受けた出資者以外の出資社員

　払戻しを受けた出資者以外の出資社員については、課税関係は生じません。

③払戻しをした医療法人

払戻しをした医療法人については、出資持分の払戻しの取引が資本等取引に該当するため、課税関係は生じません。

(2) 出資額限度法人の場合（出資額限度法人についてはQ14参照）
①払戻しを受けた出資者

払戻しを受けた出資者については、出資額限度法人の場合、払込出資額を限度として払戻しがされるため、配当所得を生じる余地がなく、課税関係は生じません。

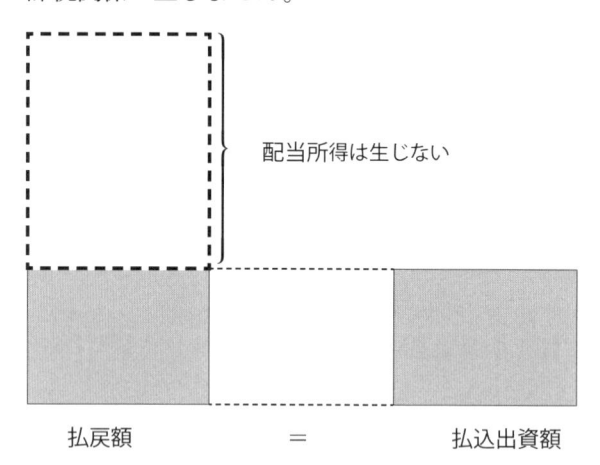

配当所得は生じない

払戻額　　　＝　　　払込出資額

また、この払戻額のうち、その出資者に対応する出資金の額と出資金の取得価額のとの差額があれば、その差額は株式等に係る譲渡所得として、所得税課税の対象となります。

②払戻しを受けた出資者以外の出資社員

払戻しを受けた出資者以外の出資社員については、出資者が払戻しを受けることに伴い、出資持分の価額が増加するため、増加した部分の金額に対して贈与税課税の対象となります。

ただし、つぎの要件を満たす場合は、課税関係は生じません。
・出資者の3人およびその者と親族等特殊関係を有する出資者の出

資金の合計額が、出資総額の50％以下であること
- 社員の3人およびその者と親族等特殊関係を有する社員の数が総社員数の50％以下であること
- 役員のそれぞれに占める親族等特殊関係者がある者の割合が3分の1以下であることが定款で定められていること
- 社員、役員またはこれらの親族等に対し特別な利益を与えると認められるものでないこと

■ケース2

医療法人B（出資額限度法人）の出資持分をそれぞれ、理事長が5,000万円、理事長の妻が3,000万円、理事長の母が2,000万円所有しています。このうち、理事長の母が退社に伴い、出資持分2,000万円につき払戻請求をし、これに対して医療法人Bは2,000万円（母の払込出資額）を払い戻しました。

〈払戻請求前〉

医療法人Bの純資産価額　10億円			
出資持分	理事長 5,000万円	理事長の妻 3,000万円	理事長の母 2,000万円
出資持分評価額	理事長 5億円	理事長の妻 3億円	理事長の母 2億円

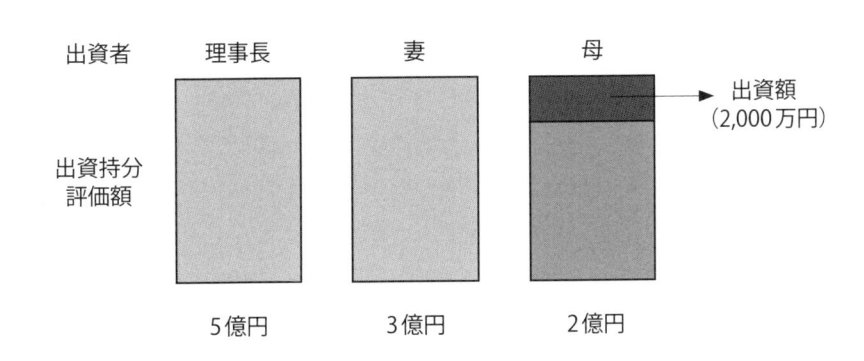

出資者	理事長	妻	母
出資持分評価額	5億円	3億円	2億円

→ 出資額（2,000万円）

〈払戻請求後〉

医療法人Ｂの純資産価額　10億円－2,000万円＝9億8,000万円		
出資持分	理事長 5,000万円	理事長の妻 3,000万円
出資持分評価額	理事長 6億1,250万円	理事長の妻 3億6,750万

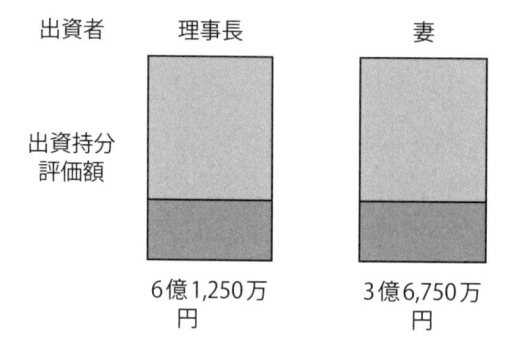

出資者　　理事長　　　　　妻

出資持分
評価額

　　　　　6億1,250万　　3億6,750万
　　　　　　　円　　　　　　円

この場合の課税関係は、

　理事長　6億1,250万円－5億円＝1億1,250万円（出資持分評価額の増加部分）

　理事長の妻　3億6,750万円－3億円＝6,750万円（出資持分評価額の増加部分）

につき、それぞれ贈与税の課税対象となります。

③払戻しをした医療法人

　払戻しをした医療法人については、出資持分の払戻しの取引が資本等取引に該当するため、課税関係は生じません。

Q12：出資持分のある医療法人のままでいると、相続の際に相続税はいくらかかるのでしょうか？

A：出資持分が割合に応じ相続財産として評価され、相続税が課されることになります。

　出資持分のある医療法人で相続が発生すると、出資持分が割合に応じて相続財産と評価され、相続税が課されます。

(1) 出資持分の評価方法

　まず、相続税の計算にあたり、その出資持分の評価を行います。

　出資持分の評価は、相続税財産評価基本通達に定める「取引相場のない株式の評価」に準じて評価することになります。財産評価基本通達とは、国税庁が相続税や贈与税の課税価格計算の基礎となる財産の評価に関する基本的な取扱いを定めたものです。

　この方法では、医療法人の財産から債務を差し引いた純資産価額（評価時点の時価）と類似業種比準価額（同業他社の株価を計算に用いる方法）の2つを用いて、評価額を求めます。

　詳しい評価方法については**Q13**で説明します。

(2) 相続税額の計算

　では、実際に相続税額がどれくらいかかるのか具体例を見ていきましょう。

■相続財産の例
　●相続財産：土地2億円　預金8億円　出資持分評価額　5億円（相

続財産の合計15億円）
　●相続人：子供3人（次期理事長候補を子1と仮定する）

■相続税の計算方法

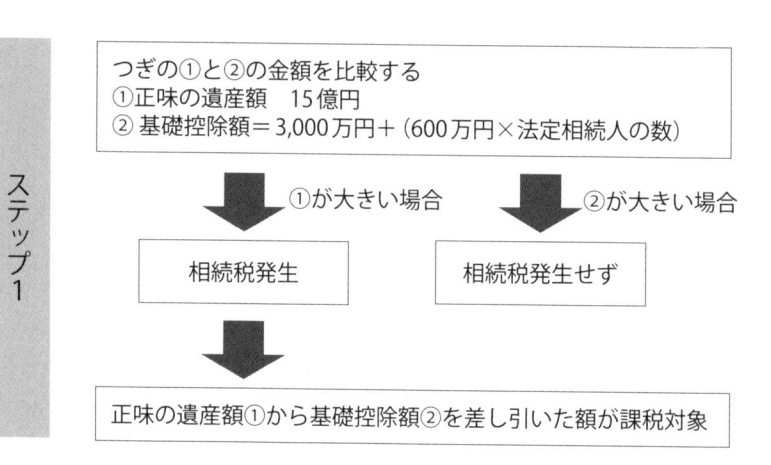

ステップ1

つぎの①と②の金額を比較する
①正味の遺産額　15億円
② 基礎控除額＝3,000万円＋（600万円×法定相続人の数）

①が大きい場合 → 相続税発生
②が大きい場合 → 相続税発生せず

正味の遺産額①から基礎控除額②を差し引いた額が課税対象

●正味の遺産額：15億円
●法定相続人：子3人
●実際に相続した遺産（実際の分割割合）：

　　　　　　　　子1 5億円（1/3）　医療法人出資持分
　　　　　　　　子2 5億円（1/3）　土地1/2・預金1/2
　　　　　　　　子3 5億円（1/3）　土地1/2・預金1/2

被相続人（父）
├ 子1
├ 子2
└ 子3

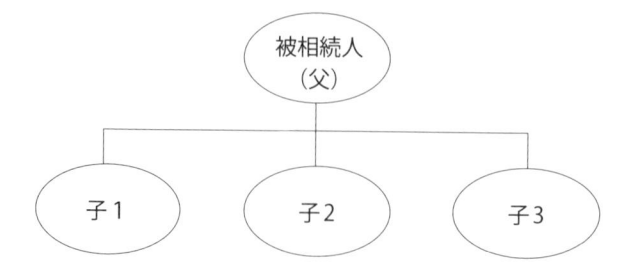

つぎの①と②の金額を比較する
①正味の遺産額　15億円
②基礎控除額＝3,000万円＋（600万円×3）＝4,800万円

①＞②　→　相続税発生！　課税対象遺産総額：14億5,200万円

ステップ2

相続税の総額を計算する
課税遺産総額を法定相続分どおりに分けた場合の相続税の総額を計算する
　具体例だと1/3ずつ　各人4億8,400万円

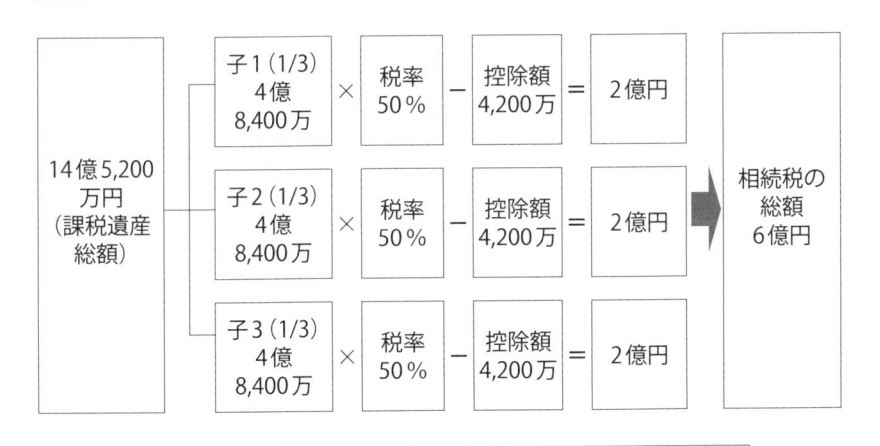

14億5,200万円（課税遺産総額）	子1（1/3）4億8,400万 × 税率50％ − 控除額4,200万 = 2億円	相続税の総額6億円
	子2（1/3）4億8,400万 × 税率50％ − 控除額4,200万 = 2億円	
	子3（1/3）4億8,400万 × 税率50％ − 控除額4,200万 = 2億円	

ステップ3

実際の相続割合で按分する
相続税の総額を実際の相続割合で按分し、各人の相続税額を計算する

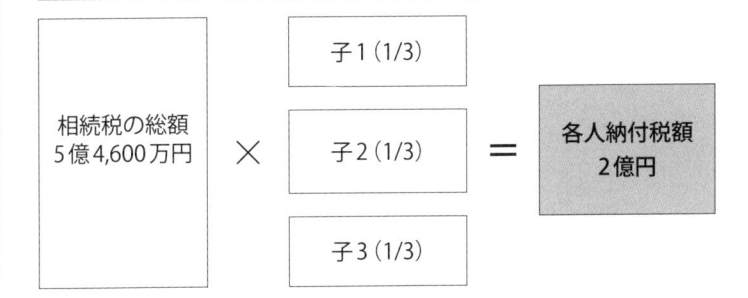

相続税の総額 5億4,600万円 × { 子1（1/3）／子2（1/3）／子3（1/3） } ＝ **各人納付税額 2億円**

相続税額は、このように計算することになります。

つぎに、次期理事長（子1）が出資持分全部（5億円）を取得したと仮定して、どのような問題点が起こるか説明していきます。

(3) 出資持分による相続の問題点

上記の例ですと各相続人が財産を5億円ずつ取得していますので、一見バランスがとれて取得しているように見えます。しかし、出資持分は、他の相続財産に比べ換金性が乏しいので、2億円の相続税の支払原資に困ることになります。

出資持分は、相続が起こるたびに相続財産として評価することになります。利益が出ることにより評価額も高くなることから、その都度、納税資金問題がついて回ることになります。

次期理事長（子1）が出資持分以外に2億円の預金を相続すると、この預金をもって相続税を支払うことができます。しかし、3人の相続バランスが7億円、4億円、4億円となり、兄弟のバランスが大きく崩れてしまい、兄弟の同意が得られにくくなります。

出資持分の評価にあたって知らないあいだに評価額が高くなっていることがあります。それ以外に多額の預金があり納税資金があるのであればよいですが、前もっての納税資金対策には難しい面もあるかと思います。

今後の相続のことも視野に入れ、出資持分なしへの移行を検討されるのもよいかと思います。

■注：相続税の基礎控除額及び税率の改正について

　平成25年度の税制改正により相続税額の基礎控除及び税率に改正が入りました。その概要は以下のとおりです。

　この改正は、平成27年1月1日以後に相続が開始した場合に適用されます。この項の具体例は、改正後の税率により計算しています。

■改正点1　相続税の基礎控除額の縮小

	現行	改正案
基礎控除額	5,000万円＋1,000万円 ×法定相続人の数	**3,000万円＋600万円** **×法定相続人の数**

■改正点2　最高税率の引上げ

現行		改正案
各取得分の金額	税率	税率
1,000万円以下	10％	10％
3,000万円以下	15％	15％
5,000万円以下	20％	20％
1億円以下	30％	30％
2億円以下	40％	40％
3億円以下		**45％**
6億円以下	50％	50％
6億円超		**55％**

第3章 「出資持分のある医療法人」のままでいることに伴うリスク

Q13：出資持分払戻額の算定はどのような方法で行うのですか？

A：原則として社員間の話合いで決めますが、4つの評価方法があります。

(1) 出資持分払戻額の算定方法

出資持分の払戻額は、原則として社員間の話合いで決めるべきものですが、その評価方法としては、つぎの4つの算定方法があります。

① 時価評価に基づく純資産額からその持分の割合にて算定する原則的方法
② 相続税財産評価基本通達に基づいた類似業種比準価額を援用して算出する方法
③ 相続税財産評価基本通達に基づいた純資産価額をもとに算出する方法
④ 時価純資産方法で算出し、一定の減額率を乗じて求める方法

出資持分の承継等があった場合に課税される相続税・贈与税の計算には、一般的に②の類似業種比準価額の方法が用いられています。

基本的には、一般事業会社の未上場株式等の評価方法に準じて評価されますが、医療法人においては、一般事業会社のように比較する要素に配当金の額がないため、比較する要素から除かれています。

(2) 評価方法について
■評価方法の概要

出資持分の評価は、医療法人の規模に応じて類似業種比準価額方式、

純資産価額方式、その併用方式という3つの方式のいずれかを用いて計算します。医療法人の規模の判定については、「小売・サービス業」の基準により、従業員が100人以上の場合はすべて大会社に該当し、100人未満の場合は取引金額および総資産と従業員をもとにつぎの規模判定表の区分により行います。

■医療法人の規模の判定表

総資産価額 (帳簿価額) 及び従業員数	取引金額				
	6千万円 未満	6千万円 以上 6億円 未満	6億円 以上 12億円 未満	12億円 以上 20億円 未満	20億円 以上
4千万円未満 又は5人以下	小会社				
4千万円以上 5人以下を除く	中会社「小」 (L=0.60)				
4億円以上 30人以下を除く	中会社「中」 (L=0.75)				
7億円以上 50人以下を除く	中会社「大」 (L=0.90)				
10億円以上 50人以下を除く	大会社				

■規模別評価方法

大会社に相当 する医療法人	①類似業種比準価額 ②純資産価額(相続税評価額 による。以下同じ)	③ ①、②のいずれか 低い金額
中会社に相当 する医療法人	①類似業種比準価額×L＋ 純資産価額×(1－L) ②純資産価額	③ ①、②のいずれか 低い金額 (注) L：類似業種比準 価額の割合
小会社に相当 する医療法人	①純資産価額 ②類似業種比準価額×0.50＋ 純資産価額×(1－0.50)	③ ①、②のいずれか 低い金額

■類似業種比準価額方式の評価算式

$$A \times \frac{\dfrac{b}{B} \times 3 + \dfrac{c}{C}}{4} \times 斟酌率$$

A：類似業種の株価
B：類似業種の利益金額
C：類似業種の簿価純資産価額
b：医療法人の利益金額
c：医療法人の簿価純資産価額

斟酌率は大会社0.7、中会社0.6、小会社0.5
※A、B、Cは「類似業種比準価額計算上の業種目及び業種目別株価等」の「その他の産業」の数字を用います（国税庁HPに掲載）。

■純資産価額方式による評価算式

$$\frac{\begin{array}{c}\text{相続税評価額による}\\ \text{(総資産価額－負債の金額)}\end{array} - \begin{array}{c}\text{評価差額に対する}\\ \text{法人税等相当額}\end{array}}{\text{評価時期における出資口数}}$$

※評価差額に対する法人税等相当額＝
（相続税評価額による純資産価額－帳簿価額による純資産価額）× 42％

　出資持分の評価には、利益や純資産が影響します。とくに類似業種比準価額方式を採用もしくは併用する場合は、利益の要素のみ3倍して計算されるため、利益を計画的に減らしておくことが、出資の評価を引き下げるいちばんのポイントとなります。

（3）特定評価会社

　類似業種比準価額方式を採用した場合は、資産の含み益が多い医療法人については、一時的に利益を抑えることによって評価額を引き下げることができます。その場合において、直前期および直前々期に利益がゼロになったとき等は注意が必要です。

　特定の評価会社（比準要素数1の会社など）に該当した場合は、類似業種比準方式を採用できなくなり、純資産価額を基礎とした評価方法により算定することになりますので、その結果、評価額が高くなってしまう可能性もあります。

①比準要素数1の会社

類似業種比準方式で評価する場合の2つの比準要素である利益金額と簿価純資産価額のうち直前期末の要素（評価算式のbおよびc）のいずれか1つがゼロであり、かつ、直前々期末の要素（評価算式のbおよびc）のいずれか1つ以上がゼロである会社は、以下の方法により評価することになります。

㋑ 純資産価額
㋺ 類似業種比準価額×0.25＋純資産価額×（1－0.25）
㋩ ㋑と㋺のいずれか低い金額

②土地保有特定会社

土地保有特定会社とは、会社の総資産のうち土地および土地の上に存する権利（借地権等）で占められている割合が大きい会社をいいます。

土地保有特定会社に該当した場合は、会社規模の判定で大会社・中会社に該当したとしても、類似業種比準価額方式により評価することができず純資産価額方式で評価することになります。

③株式保有特定会社

株式保有特定会社とは、会社の総資産のうち株式および出資の額が一定割合以上である会社をいいます。株式保有特定会社も土地保有特定会社と同じく、会社規模の判定で大会社・中会社に該当したとしても類似業種比準価額方式により評価することができず、純資産価額方式（または「S1+S2方式」といわれる類似業種比準価額方式を修正した評価方式との併用方式）で評価することになります。

④比準要素数0の会社

類似業種比準価額の計算方法で直前期末を基準とした1株当たりの「配当金額」「利益金額」「純資産価額」の3要素（比準要素）のすべ

てがゼロの場合には、純資産価額で計算することになります。

(4) 評価の計算例
以上をもとに、評価の計算例を以下に挙げておきます。

出資持分評価計算例

医療法人の状況

出資金　10,000千円（出資50円当たりの口数　200,000口）	
前期の年間収入	140,000千円
前期末の総資産価額	120,000千円
従業員数	13人
前期の年間利益	0千円
前期の利益積立金額	80,000千円
前々期の年間利益	0千円
前々期の利益積立金額	80,000千円
前々々期の年間利益	0千円
前々々期の利益積立金額	80,000千円

課税時期における純資産価額

	総資産価額	負債金額	純資産価額
相続税評価額	200,000千円	30,000千円	170,000千円
帳簿価額	120,000千円	30,000千円	90,000千円

①規模の判定

取引金額　60,000千円≦140,000千円＜600,000千円

総資産価額　40,000千円≦120,000千円＜400,000千円

従業員数　5人＜13人≦30人　　　∴中会社の「小」に該当

②特定評価会社の判定

直前期　　評価算式のbがゼロ
　　直前々期　評価算式のbがゼロ
　　∴比準要素数1の会社に該当
③類似業種比準価額

■類似業種比準科学計算上の業種目及び業種目別株価等
(単位：円)

業種目	番号	B 配当金額	C 利益金額	D 簿価純資産価額	A（株価）			
					平成25年平均	25年11月分	25年12月分	26年1月分
その他の産業	121	4.2	20	230	200	189	192	194

　1口当たりの利益金額　　0千円÷200,000口＝0円
　1口当たりの純資産価額　（10,000千円＋80,000千円）÷200,000口＝450円

$$189円 \times \dfrac{\dfrac{0円}{20円} \times 3 + \dfrac{450円}{230円}}{4} \times 0.6 = 54円$$

※株価は、課税月、前月、前々月と前年平均のうち最も低い価額を選択可

④純資産価額

$$\dfrac{200,000千円 - 30,000千円 - 33,600千円^※}{200,000口} = 682円$$

⑤相続税評価額
　63円×0.25＋682円×（1－0.25）＝525円
⑥評価額
　④＞⑤　　∴一口当たりの評価額　525円
　　出資持分の評価額　525円×200,000口＝105,000千円

Q14：出資額限度法人となれば、出資持分問題は解決されますか？

A：「みなし贈与課税を受けるための要件」を満たさなければ、みなし贈与課税を受けるおそれがあります。

出資額限度法人とはどのようなものなのでしょうか。

■出資額限度法人とは

出資額限度法人とは、出資持分のある医療法人であって、社員の退社に伴う出資持分の払戻しや、医療法人の解散に伴う残余財産分配の範囲につき、払込出資額を限度とする旨を定款で定めているものをいいます。

出資額限度法人は、出資持分のある医療法人の１類型ですが、医療法人の財産評価額や社員の出資割合にかかわらず、出資持分の払戻請求権および残余財産分配請求権の及ぶ範囲が、当該社員が実際に出資した額そのものに限定される点に特徴があります。

出資額限度法人となれば、出資持分問題が解決されるのでしょうか。「みなし贈与課税を受けないための要件」を満たさなければ、みなし贈与課税を受けるおそれがあるので、注意が必要です。

みなし贈与による課税については相続税法９条に定められています。対価を支払わずに、または著しく低い価額の対価で利益を受けた場合、その利益を受けた人が、利益を受けたときのその利益の価額に相当する金額を、利益を受けさせた人から贈与によって取得したとみなされ、課税されるというものです。

課税が発生する具体例を挙げます。

出資者４人がそれぞれ100万円ずつ出資し、現状は純資産価額４億

円（1人当たり1億円の持分）だとします。

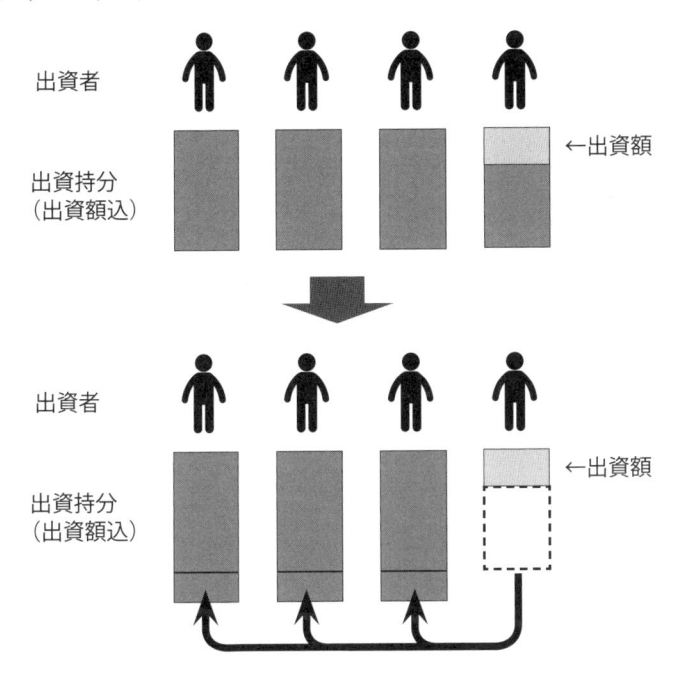

出資者が脱退し出資額相当分しか払戻しをしなかった結果、他の出資者の出資の価額は増加し、これがみなし贈与となって課税されることになります。

この例では、1億円－100万円＝9,900万円
9,900万円÷3人＝3,300万円

脱退した人以外の出資者の持分の価値が3,300万円ずつ増加することになり、この3,300万円がみなし贈与課税の対象となります。

■みなし贈与課税を受けないための要件
では、出資額限度法人でもみなし贈与課税を受けない方法はないの

でしょうか。

みなし贈与課税を受けないためには、下記の4要件を満たす必要があります。しかしこれらの要件は、同族色の強い医療法人では満たすことが難しく、そのような医療法人では利用できない制度です。

そのため、制度化されましたが、出資額限度法人への移行は進んでいないのが現実といえます。

①出資者の3人およびその者と親族等特殊関係を有する出資者の出資金の合計額が出資総額の50％以下であること
②社員の3人およびその者と親族等特殊関係を有する社員の数が、総社員数の50％以下であること
③役員のそれぞれに占める親族等特殊関係がある者の割合が3分の1以下であることが定款で定められていること
④社員、役員またはこれらの親族等に対し特別な利益を与えると認められるものでないこと

基本編

第4章

医療法人の選択肢

Q15：社団医療法人にはこれからどんな選択肢がありますか？ おすすめの選択肢はどれですか？

A：私たちがおすすめするのは、贈与税を支払って、一般の出資持分のない医療法人へと移行することです。

　前章までで、出資持分のある医療法人の問題点を明らかにし、出資持分のない医療法人への移行について説明してきましたが、それでもやはり出資持分のある医療法人のままでいたいという方もいるかもしれません。

　また、出資持分のない医療法人に関心を持った方でも、そのなかにいろいろな類型があることから、どの類型がいちばん自分の医療法人に適しているのかと悩んでいる方もいることでしょう。

　いざ、移行を検討されるとき、気になるポイントは何でしょうか。

　主として、移行について社員・役員の理解を得られるかどうか、同族経営を維持できるのかどうか、事務手続の煩雑さや移行時のコスト、ではないかと思います。

　このなかでもとくに気にされる方が多いのが、同族経営を維持できるのか（移行時の要件）ということと、金銭面の負担です。そこでこれらの観点から、出資持分のない医療法人の各類型を比較し図にまとめてみました。

　図では、移行時の要件の厳しさ（移行時の要件が厳しければ、同族経営は維持できないことになります）を横軸に、医療法人・出資者からの資金流出の大小を縦軸に表しました。

　医療法人・出資者からの資金流出の内訳としては、①医療法人に対

■医療法人がとり得る選択肢の比較

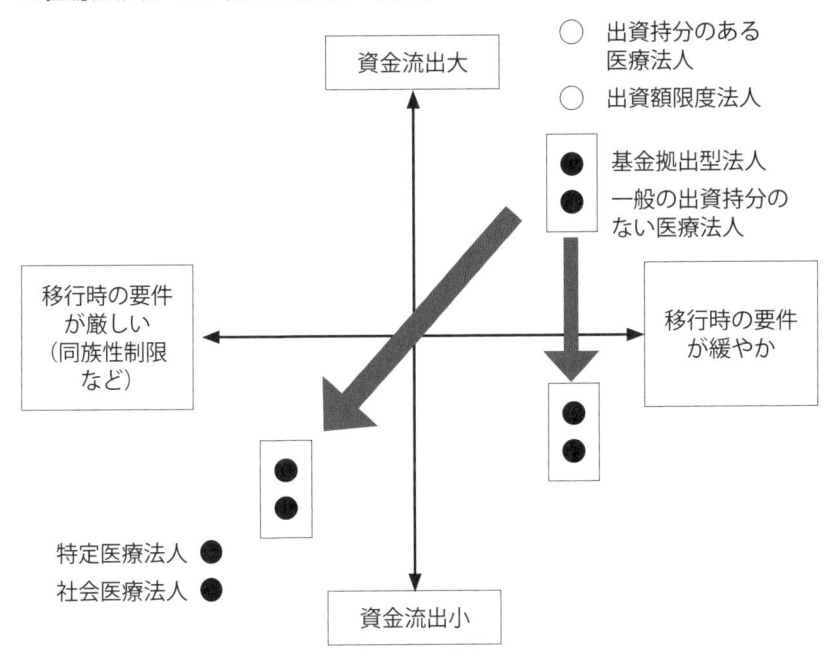

```
                        資金流出大
                           ↑
                           │        ○  出資持分のある
                           │           医療法人
                           │        ○  出資額限度法人
                           │
                           │        ●  基金拠出型法人
                           │        ●  一般の出資持分の
                           │           ない医療法人
移行時の要件                │
が厳しい    ←──────────────┼──────────────→  移行時の要件
（同族性制限                │                    が緩やか
など）                      │                    ●
                            │                    ●
          ●                │
          ●                │
特定医療法人 ●             │
社会医療法人 ●             │
                           ↓
                        資金流出小
```

○　出資持分のある医療法人
●　出資持分のない医療法人

する持分移行時の課税、②医療法人から出資者への出資持分払戻、③医療法人に対する法人税等の課税、④出資者に対する相続税・みなし贈与税の課税などが挙げられます。

　図で示した矢印についてご説明しましょう。
　まず中央にある斜め左に向かう矢印は、**Q22**でご説明するとおり、一般の出資持分のない医療法人・基金拠出型法人が以下の要件を満たした場合、持分移行時の贈与税及び相続税の課税がないとされていることを示したものです。
　・その医療法人の運営組織が適正であるとともに、定款等において

Question 15　第4章　医療法人の選択肢

75

親族等の数が役員等の数のうちに占める割合は、3分の1以下とする旨の定めがあること
・その医療法人に財産の贈与等をした者、法人の設立者、その他財産の運用および事業の運営に関して特別の利益を与えないこと
・定款等にその医療法人が解散した場合にその残余財産が、国等に帰属する旨の定めがあること
・その医療法人につき法令違反の事実、帳簿書類の取引の仮装隠ぺいの事実、その他公益に反する事実がないこと

つぎに右側にある下向きの矢印は、**Q20**でご説明するとおり、出資持分の評価額引下げにより、移行時の贈与税を抑えた場合を示したものです。

この方法によれば、移行時に厳格な要件を満たさずとも移行時そして将来的にも法人・出資者からの資金流出を抑えることができます。おすすめの方法です。

■贈与税を支払い、一般の出資持分のない医療法人へ移行する方法

これからの社団医療法人が採りうる選択肢のうち、おすすめするのは、贈与税を支払って、一般の出資持分のない医療法人へと移行する方法です。

なぜわざわざ贈与税を支払う方法で移行するのか、と不思議に思われるかもしれません。しかし、これから本章および次章で説明するように、贈与税を支払わない方法で出資持分のない医療法人へと移行するためには、同族性の制限（社員・役員等の数にうちに占める親族等の割合に制限を設けるものです）をはじめとするさまざまな要件をクリアしなければならず、医療法人の病床数、診療内容等によっては大幅な改革を迫られることになります。

一方で、この方法のデメリットである移行時の贈与税は、**Q20**で説明するとおり出資持分の評価額を引き下げることで、支払額を抑え

ることも可能になります。

　もちろん、すでに特定医療法人あるいは社会医療法人となる要件を満たしており、移行に特別支障がない、むしろそれらのメリットである各種税制面での優遇を受けたいという医療法人もあるでしょう。

　大切なことは、先生方の医療法人にふさわしい類型の医療法人へと移行することです。

　そこで、本章および次章では、一般の出資持分のない医療法人以外の類型の各医療法人について説明し、どの類型の医療法人を選択すべきかを考える材料をご提供します。

Q16：特定医療法人とは何ですか？

A：出資持分のない医療法人の1つで、その公益性により、税制上の特典を受けられる法人です。

厚生労働省作成の移行マニュアルによれば、特定医療法人は以下のように説明されています。

■特定医療法人とは

租税特別措置法第67条の2第1項に規定する特定の医療法人をいいます。

昭和39年に創設された類型で、社団医療法人でも財団医療法人でも承認対象となり得ますが、社団医療法人については、出資持分のない医療法人であることが必要です。

後出の社会医療法人同様、承認の要件は厳格ですが、国税庁長官の承認を得られれば、法人税の軽減税率が適用されるなど、税制上の優遇措置を受けることができます。

では、特定医療法人のメリットは何でしょうか。
①税制上の優遇措置がある
・法人税率の軽減（19％、所得800万円以下の部分は15％＝復興特別法人税率を除く）
・看護師等養成施設の不動産取得税および固定資産税の非課税
②法人格移行時に贈与税及び相続税の課税がない
③出資持分問題を回避することができる
特定医療法人は出資持分のない医療法人ですから、当然のことなが

ら出資持分問題（出資持分払戻請求権の行使もしくは相続税の課税による巨額の支出）を回避することができます。

つぎに特定医療法人のデメリットは何でしょうか。
①要件が厳しい
下記のとおり、特定医療法人になるための要件が厳しいことが挙げられます。
②損金不算入額が増える可能性がある

■**特定医療法人になるための要件**
①社員・役員の同族関係者の割合が3分の1以下であること
②役員等に対する利益供与が禁止されていること
③社会保険診療等に係る収入金額の合計額が全収入金額の8割を超えること
④自費患者に対し請求する金額が、社会保険診療報酬と同一の基準により計算されること
⑤医療診療収入金額が、医師・看護師等の給与、医療の提供に要する費用等患者のために直接必要な経費の額に100分の150を乗じて得た額の範囲内であること
⑥役職員1人につき年間の給与総額が3600万円を超えないこと
⑦医療施設の規模が告示で定める基準に適合すること
・40床以上
・救急病院
・救急診療所である旨を告示された診療所であって15床以上を有すること
・差額ベッド比率が30%以下であること

第4章　医療法人の選択肢

Q17：社会医療法人とは何ですか？

A：出資持分のない医療法人の１つで、救急医療等確保事業を行う医療機関として都道府県知事に認定された医療法人です。

　厚生労働省作成の移行マニュアルによれば、社会医療法人は以下のように説明されています。

■**社会医療法人とは**
　医療法人のうち、医療法第42条の２第１項各号に掲げる要件に該当するものとして、政令で定めるところにより都道府県知事の認定を受けたものをいいます。
　平成19年施行の第五次医療法改正において新設された類型で、社団医療法人でも財団医療法人でも認定対象となり得ますが、社団医療法人については、出資持分のない医療法人であることが必要です。
　社会医療法人の認定要件は厳格ですが、その認定を受けると、本来業務である病院、診療所及び介護老人保健施設から生じる所得について法人税が非課税になるとともに、直接救急医療等確保事業に供する資産について固定資産税および都市計画税が非課税になるなど、税制上の優遇措置を受けることができます。また、医療法第42条の２第１項柱書に定める収益業務を行うことも認められます。

　では、社会医療法人のメリットは何でしょうか。
　①税制上の優遇措置がある
　・法人税法上の収益事業のみの課税（医業保険業は非課税）

- 法人税率の軽減（19%、所得800万円以下の部分は15%）
- 救急医療等確保事業に直接要する資産に係る固定資産税及び不動産取得税の非課税
- 一定の収益事業を行うことが可能
- 社会医療法人債の発行が可能
- 収益事業から収益事業以外の事業への支出についてみなし寄付金の適用が可能

②法人格移行時に贈与税及び相続税の課税がない

③出資持分問題を回避することができる

社会医療法人は出資持分のない医療法人ですから、当然のことながら出資持分問題（出資持分払戻請求権の行使もしくは相続税の課税による巨額の支出）を回避することができます。

つぎに社会医療法人のデメリットは何でしょうか。

①要件が厳しい

下記のとおり、社会医療法人になるための要件が厳しいことが挙げられます。

②認定の取消しを受けたときのリスク

認定の取消しを受けた場合には、「累積所得金額」または「累積欠損金額」に相当する金額は、その移行日の属する事業年度の所得の金額の計算上、益金または損金の額に算入しなければならないことになります。

③損金不算入額が増える可能性がある

社会医療法人の認定を自ら取りやめることはできず、交際費等の損金不算入額が増加する可能性があります。

■社会医療法人になるための要件

①社員・役員の同族関係者の割合が3分の1以下であること

②役員等に対する利益供与が禁止されていること
③社会保険診療等に係る収入金額の合計額が全収入金額の8割を超えること
④自費患者に対し請求する金額が、社会保険診療報酬と同一の基準により計算されること
⑤医療診療収入金額が、医師・看護師等の給与、医療の提供に要する費用等患者のために直接必要な経費の額に100分の150を乗じて得た額の範囲内であること
⑥役員および評議員に対する報酬等の支給基準の明示
⑦救急医療等確保事業を実施
・救急医療
・精神科救急医療
・災害時における医療
・へき地の医療
・周産期医療
・小児医療（小児救急医療を含む）

Q18：基金制度を利用した医療法人とは何ですか？

A：出資持分のない医療法人の1つで、基金の制度を採用しているものです。

　基金制度を利用した医療法人は、出資持分のない医療法人の1つで、平成19年4月に施行された第5次医療法改正によって新たに導入された制度です。基金制度を利用した医療法人は、「基金拠出型法人」と呼ばれることもあります。

■「基金」とは

　これまで述べてきたように、出資持分のある医療法人では、出資持分の払戻しを行わなければならない場合があります。

　出資持分の払戻しが、医療法が求める①医療法人の非営利性の徹底、②医業の安定的な継続との兼ね合いで問題があることはすでに説明したとおりです。

　そこで、医療法人へお金を出す人の投下資本回収への期待を最低限確保しつつ、医療法の求める①、②の要請との調和を図る目的で導入されたのが、この基金制度を利用した医療法人になります。

　「投下資本回収への期待を最低限確保する」とはどういうことでしょうか。

　出資持分のない医療法人の場合、医療法人に対してお金を出しても、これが返還されることはありません。

　これに対して、基金制度を利用した医療法人においては、拠出した金額を上限として資金の拠出者に対してお金が返還されます。

　拠出した金額については返還すると約束することによって、医療法

人は活動の基となる資金の確保を図りやすくなるのです。

このように、医療法人に対して拠出された金銭その他の財産で、医療法人が資金の拠出者に対して返還義務を負うものを「基金」と呼んでいます。拠出されるのは金銭に限定されておらず、不動産や債権などの財産でも構いませんが、返還されるのは、その財産を拠出したときの価額ということになっています。

■基金制度を利用した医療法人のメリット、デメリット

では、基金制度を利用した医療法人のメリットは何でしょうか。

①出資者から高額の払戻し請求を受けることがない

医療法人内部に積み立てられた利益が高額なものとなったとしても、医療法人は拠出額を上限として返還すれば足ります。

②相続税等の課税の問題を回避できる

出資持分がある医療法人の場合、出資者の相続時に相続人に対して予想外に高額の相続税が課税される場合があります。基金制度を利用した医療法人は出資持分がありませんので、医療法人の財産や内部に留保された利益の金額がいくらであろうと、医療法人の財産や留保利益（利益剰余金のこと。図のグレーの部分です）に対して相続税が課税されることはありません。

■財産や留保利益に課税されない

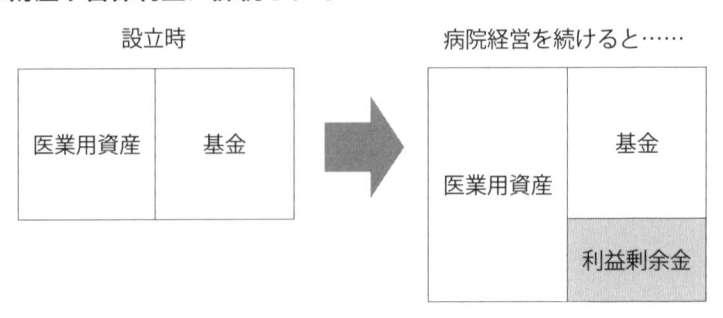

設立時 → 病院経営を続けると……

医業用資産	基金

医業用資産	基金
	利益剰余金

③基金には利息を付ける必要がない

基金の返還時にも利息を支払う必要はありません。

④基金の返還は経営状況に応じて行うことが可能

基金の返還ができる時期や金額は、法令上の制限があり、

　純資産額−(基金の総額＋資産の含み益＋資本剰余金の価額)＝
　返還可能上限額

となります。借入金の場合は、返済原資の有無にかかわらず返済を求められますが、基金の場合、返還が認められる場合が制限されており、医療法人の安定した運営が可能になります。

⑤貸借対照表上、基金は、純資産の部に計上する(平成19年医政発第0330051号)

性質としては借入れに近いですが、基金の返還にかかる債務の額は、負債の部に計上することはできません。

つぎに、基金制度を利用した医療法人のデメリットは何でしょうか。

①損金不算入額が増える可能性がある

②要件が厳しい

非課税要件を満たすには、特定医療法人や社会医療法人に準ずる程度の厳しい要件(社員・役員の同族関係者の割合の制限や役員等に対する利益供与の禁止など)が要求されます。これらの要件を充足しない場合には、法人格移行時に贈与税及び相続税の課税があります。

③基金が集まりにくい

基金には利息が付かず、また拠出額が返還されるだけなので、第三者にとっての魅力は低いと言わざるを得ず、第三者から広く基金拠出を募ることは期待できません。

Q19：合併を利用して移行する方法もあると聞いたのですが、どういう方法ですか？

A：出資持分のない医療法人と合併することで持分移行を進める方法です。

　合併とは、2つ以上の当事者（医療法人）が合体して1つになることをいいます。合併には、吸収合併と新設合併の2種類があります。吸収合併とは、1つの法人が存続し、その他の法人が解散するものです。新設合併とは、当事者の全部が解散し、それと同時に新たな医療法人が設立されることをいいます。

　合併は、社団医療法人間同士、あるいは財団医療法人間同士で行うことができますが、社団医療法人と財団医療法人の間では行うことができません。

　合併を利用して移行する方法とは、合併によって出資持分のある医療法人が出資持分のない医療法人に移行することをいいます。

　医療法は法人の組織を変動させる方法のうち、合併について法規定を設けています。

　出資持分のある医療法人は、特定医療法人、社会医療法人、基金制度を利用した医療法人いずれの医療法人とも合併は可能です。合併後は存続する医療法人あるいは新設される医療法人と同じ類型の医療法人となります。

■合併を利用する場合のメリット・デメリット

　合併を利用して持分移行を進めるメリットは何でしょうか。

　出資持分問題（出資持分払戻請求権の行使もしくは相続税の課税による巨額の支出）を回避しつつ、病院規模の拡大・安定した医業経営

の実現を図れることです（合併には、「基準病床数」の規制に関係なく増床を実現できる側面もあります）。

では、合併を利用して持分移行を進めるデメリットは何でしょうか。
①手続の煩雑さ
合併には総社員の同意が求められ、また債権者保護手続きが要請されるなど、手続自体が煩雑です。
②厳しい要件を充足する必要がある
たとえば出資持分のある医療法人Ａと社会医療法人Ｂの合併を例にとってみましょう。

■合併後も厳しい要件が……

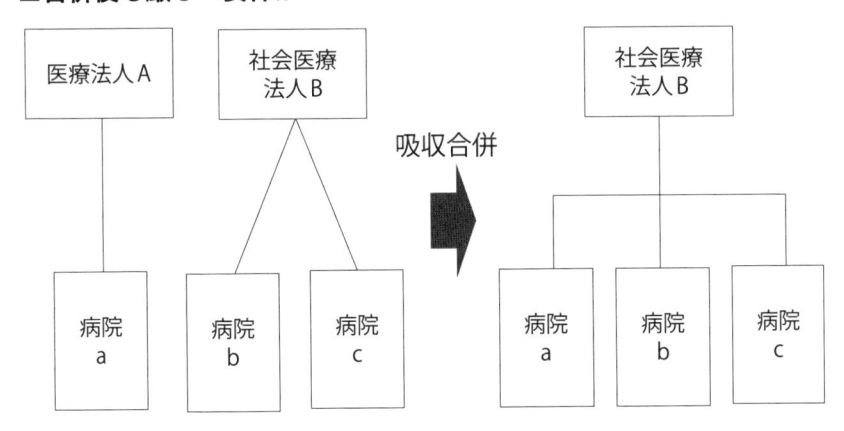

```
┌─────────┐   ┌─────────┐                    ┌─────────┐
│ 医療法人Ａ │   │ 社会医療  │                    │ 社会医療  │
│         │   │ 法人Ｂ   │                    │ 法人Ｂ   │
└────┬────┘   └────┬────┘      吸収合併        └────┬────┘
     │         ┌───┴───┐         ⇨            ┌────┼────┐
     │         │       │                      │    │    │
┌────┴─┐   ┌──┴──┐ ┌──┴──┐              ┌──┴─┐┌─┴─┐┌─┴──┐
│ 病院 │   │ 病院 │ │ 病院 │              │病院││病院││病院│
│  a   │   │  b   │ │  c   │              │ a  ││ b  ││ c  │
└──────┘   └──────┘ └──────┘              └────┘└────┘└────┘
```

合併により出資持分のある医療法人Ａは消滅しますが、医療法人Ａが開設していた病院ａは、社会医療法人Ｂの病院として存続します。合併後の社会医療法人Ｂが引続き「社会医療法人」として存続するためには、従前の病院ｂ及び病院ｃに加えて病院ａも合せて、社会医療法人としての要件を充足させる必要があります。

結局のところ、医療法人Ａが単独で社会医療法人への持分移行を行うに準じるだけの厳しい要件が求められることになります。このよう

に合併後に存続する医療法人に照準を合わせて、厳しい要件が求められる場合があるということです。

基本編

第5章
「出資持分のない
医療法人」への
移行

Q20：「出資持分のない医療法人」に移行することに決めた後、何を準備したらいいですか？

A：出資者が持分を放棄したことに伴う贈与税の支払いに注意します。

持分の定めのない医療法人に移行するため、出資者がその持分を放棄した場合、その医療法人に対して贈与税が課税される場合があります。移行することに決めた後は、この贈与税の支払いを抑えるための対策を行いましょう。

■出資持分の評価引下げ策
贈与税の支払いを抑えるための対策は、つぎのとおりです。
●純資産圧縮による評価引下げの方法
①借入金による不動産の取得
②遊休地での賃貸用建物の建築
③役員退職金の支給
④オペレーティングリースの活用
●利益圧縮による評価引下げの方法
①棚卸資産の評価方法の選択
②不良債権の貸倒計上
③短期の前払費用の損金計上
④不良在庫・固定資産の廃棄、除却処理
⑤含み損のある土地および有価証券等の売却
⑥引当金・準備金の設定
⑦減価償却の方法の選択、特別償却費の計上

⑧オペレーティングリースの活用
⑨理事への退職金
⑩損金性の高い生命保険の加入

　これらを実行することで、出資持分の評価を低くすることができます。その効果的な方法として、⑨と⑩について説明します。

■理事への退職金の支給
　理事退職金は利益と純資産の圧縮につながりますから、有効な出資の評価引下げ対策になります。
　退職金は事業遂行上、損金として認められるものですが、理事の場合には税務上の制約が加えられていて、医療法人が損金として計上した理事退職金のうち過大な部分については、理事報酬と同様に法人税法上は損金とは認められません。
　この理事退職金については、適正である理事退職金の具体的な算定方法が法令・通達等で示されていないため、判例や審判所の裁判事例等を参考にして、具体的な退職金の算定方式が考えられています。
　そのなかで合理的な手法であると考えられる方法が下記のものです。

理事の退職金の適正支給額＝最終報酬月額×理事在職年数×
功績倍率
※功績倍率の目安の範囲【理事長3.0　理事2.0　監事1.0】

　最終報酬月額は、不当に高額な部分が含まれている場合は除いて計算しますので、退職金の支払いを考えて報酬額を一度に上昇させると、過大理事報酬とみなされるおそれがあるため、業績に応じて理事報酬を増額し、妥当な水準にしておく必要があります。
　退職金は、税務上、理事としての地位や職務の内容が著しく変わり、実質的に退職したものと同じであると認められる場合に、退職金（み

なし退職金）を支給できます。つぎのような場合に、みなし退職金の支給が可能となります。

　①常勤理事が非常勤理事になった場合（代表権・経営権を保持している場合を除く）
　②理事が監事になった場合（経営権を保持している場合を除く）
　③役割変更後、報酬がおおむね5割以上減少した場合
退職金支給後も職務に就くことは可能です。

■生命保険で利益圧縮と理事退職金の資金確保

　生命保険の活用は評価引下げにじつに効果的です。
　定期保険のように保険料が税務上の損金に算入できるものに加入して利益を圧縮するわけですが、それに加えて理事退職金の支出額が大きくなっても資金繰りが悪化しないよう、資金を確保するためにも生命保険に加入しておくことをおすすめします。
　また、退職金を出す時期と保険の解約時期をずらすと、利益圧縮効果が見込まれます。
　出資持分の評価を行なう際は、直前期の決算状況によって判断するため、直前期の理事退職金だけが出資持分の評価に影響します。翌期にずらすことで、保険金受取分が影響しないようにします。
　ただし、類似業種比準価額を引き下げることに意識が向くあまり、無茶な支払いをして経営状況が悪化してしまってはいけません。その点に注意しながら実行しましょう。

■類似業種比準価額方式の評価算式による株価の計算

　Q13で説明した「類似業種比準価額方式の評価算式」による類似業種の株価（A）については、つぎの①〜④のうち最も低い金額を採用します。

　①課税時期の属する月の類似業種の毎日の最終価格の月平均株価

②課税時期の属する月の前月の類似業種の毎日の最終価格の月平均株価
③課税時期の属する月の前々月の類似業種の毎日の最終価格の月平均株価
④類似業種の前年平均株価

類似業種比準価額方式により評価する場合には、とくに④類似業種の前年平均株価について、贈与するタイミングによって使用する年の株価を選択することができます。

つまり、贈与税の支払いを少なくするためにも、持分のない医療法人へ移行するタイミングも考慮する必要があります。

■評価引下策の実施と贈与のタイミング

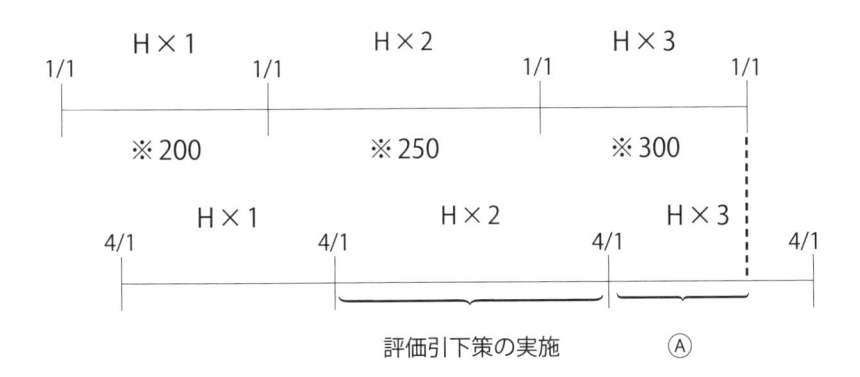

```
         H×1            H×2            H×3
1/1              1/1            1/1            1/1
        ※200           ※250           ※300

         H×1            H×2            H×3
4/1              4/1            4/1            4/1
                      評価引下策の実施        Ⓐ
```

■各年の平均株価

出資持分の評価を、評価引下策を実施した事業年度の決算状況で評価するためにも、贈与（課税時期）は図のⒶのタイミング（翌期）で行う必要があります。この場合に出資持分の評価において使用する類似業種の前年平均株価は250を使用することになります。

近年の上昇傾向にある株価平均の動向を考慮すると、できるだけ前の期間の株価平均を使用するほうが、結果的には贈与税の額は少なく

第5章 「出資持分のない医療法人」への移行

なる場合があります。

そこで、出資持分の評価引下策を実施した翌期に贈与し、かつ、できるだけ前の期間の株価平均を使用するためには、事業年度を変更することで、これらを満たすことができます。

■事業年度の変更

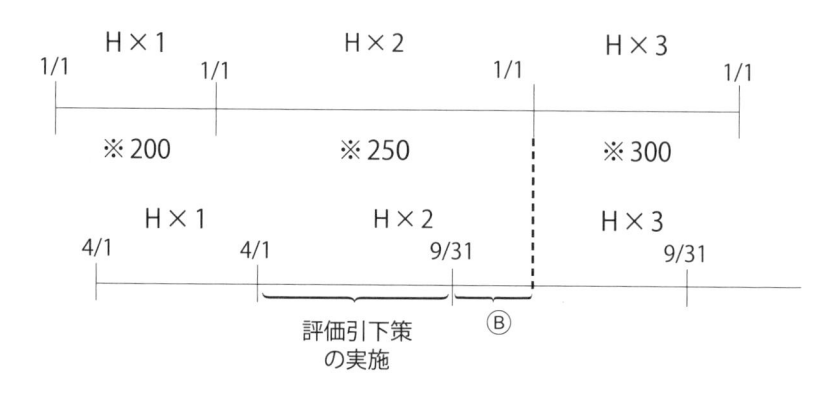

```
       H×1          H×2          H×3
  1/1        1/1          1/1         1/1
  |----------|------------|-----------|
     ※200       ※250         ※300

       H×1          H×2          H×3
  4/1        4/1         9/31         9/31
  |----------|------------|-----------|
              評価引下策      Ⓑ
              の実施
```

図は、3月決算事業年度をH×2年度から9月決算事業年度に変更した場合を示しています。この場合に出資持分の評価において使用する類似業種の前年平均株価は、200を使用することになります。こうすることで、出資持分の評価引下策を実施した翌期に贈与し、かつ、図のケースよりも低い株価平均を使用することができ、結果として贈与税が少なくなる場合があります。

Q21：社員総会では何を決めるのですか？

A：出資持分に関する事項、定款変更に関する事項を決議します。

　社団法人の最高意思決定機関は、社員総会です。病院経営の方針を定めるのは社員総会であり、定款で理事等の役員に委任した事項を除いては、重要な事項はすべて社員総会の決議によることになっています。

　社団法人の社員総会は株式会社の株主総会によくたとえられますが、株主と違い、出資持分の有無や額等に関わりなく、社員1人につき1個の議決権を有する点が大きな特徴となっています。

■社員総会決議事項
　（1）出資持分の放棄又は払戻に関する事項
　（2）定款変更に関する事項
　①出資持分に関する事項
　（②役員の親族等の割合に関する事項……贈与税の非課税要件）

　一般の出資持分のない医療法人に移行する場合には、「出資持分の放棄」および定款変更に関する事項として「出資持分に関する事項」の決議も必要になります。

　この移行をする場合には、医療法人がその出資持分を放棄した者の各々から財産を取得したものとして医療法人に対して贈与税が課されますが、一定の要件を満たすと贈与税は課されません。
　その要件の1つとして、同族要件がありますが、その場合には「同

族親族等関係者が役員等の総数の3分の1以内とする」旨を決議し、定款を変更しなければなりません。

■出資持分の放棄または払戻しに関する事項

医療法人に出資した人が、その医療法人の資産に対して、出資額に応じて持っている権利を放棄する決議をします。放棄を反対する社員については、出資持分の払戻しを検討する必要があります。

■定款変更に関する事項
①出資持分に関する事項

退社する場合の出資持分払戻請求権（返還請求権）の行使および医療法人が解散する場合の残余財産分配請求権の行使を認めないようにします。

たとえばつぎのようにします。
・退社時および解散時において出資額を払い戻さないこと
・解散時の残余財産については、国もしくは地方公共団体または財団医療法人または出資持分のない医療法人等に帰属せしめること

②役員の親族等の割合に関する事項

「その運営組織が適正であるかどうか」の判定の1つに、一般社団法人の理事の定数は6人以上、監事の定数は2人以上であることが掲げられています。

また、その役員のうちに同族関係者の占める割合が3分の1を超えている場合には、役員等の選任が適正に行われていないものとして取り扱われ、一般の出資持分のない医療法人への移行について医療法人に贈与税が課税されます。

例を示しますとつぎのようになります。
・役員の定数をそれぞれ理事6名以上、幹事2名以上として、その

親族等の割合は3分の1以内とする。

上記のように定款変更をした場合には、理事・監事の見直しが必要になるため、定款変更の決議をした社員総会で、理事・監事の辞任、退任および選任を同時に決議します。その後、新理事が開催する理事会において、理事長を決定します。さらに、医療法人の従事者または理事の親族関係者は監事になれない旨を定款に明記します。

法務局および都道府県知事への届出も忘れないようにしましょう。

Q22：持分なしに移行した場合の贈与税は いつ、どのように支払うのですか？

A：申告・納付のもととなる「贈与の日」がいつであったかを 確認することが必要です。

　経過措置型医療法人は、都道府県知事の認可を受け、定款を変更することにより、一般の持分の定めのない医療法人に移行することができます。その際、その医療法人の出資者の持分の放棄を行うこととなり、それと同時に出資者からの出資持分放棄同意書等の書類が必要となる場合があります。

　経過措置型医療法人が持分の定めのない医療法人に移行するために出資者がその持分を放棄した場合、その医療法人に対して贈与税が課税される場合があります。

■医療法人に贈与税が課税される場合

　持分の定めのない医療法人への移行に伴う出資持分の放棄については、出資者全員が行うものであり、持分のない医療法人への移行後は持分のある医療法人への後戻りはできないこととされているため、その放棄に伴う出資者の権利の消滅に係る利益は、結果としてその医療法人に帰属することとなります。

　そのため、具体的には出資持分の放棄があった場合において、出資持分を放棄した者の親族またはこれらの者と特別の関係のある者の相続税または贈与税の負担が不当に減少すると認められるときは、医療法人を個人とみなして、贈与税が課税されることとなります。

　なお、つぎの要件を満たしている場合は、贈与税等の負担が不当に減少すると認められず、課税の対象となりません（相続税法施行令第

33条第3項)。

① その医療法人の運営組織が適正であるとともに、定款等において親族等の数が役員等の数のうちに占める割合は、3分の1以下とする旨の定めがあること
② その医療法人に財産の贈与等をした者、法人の設立者、その他財産の運用および事業の運営に関して特別の利益を与えないこと
③ 定款等に、その医療法人が解散した場合、その残余財産が国等に帰属する旨の定めがあること
④ その医療法人につき法令違反の事実、帳簿書類の取引の仮装隠ぺいの事実、その他公益に反する事実がないこと

ただし、上記の要件を満たすことは、同族経営をやめることと同じで、同族経営の場合は非常にハードルが高くなります。

■贈与税が課税される場合の計算方法

上記のように、出資持分の放棄が行われ、その医療法人に対して贈与税が課税される場合の贈与税額はつぎのように計算します。

（出資持分評価額$^{※1}$ － 110万円$^{※2}$）× 税率 ＝ 贈与税額

※1 財産評価基本通達194-2（医療法人の出資の評価）により評価した金額
※2 贈与税の基礎控除額

また、持分を放棄した出資者が複数いるときは、各人の出資持分につき上記贈与税額をそれぞれ計算し、その贈与税額の合計額をもって医療法人の納付すべき贈与税額となります。

■例　持分のない医療法人への移行に伴い出資持分を放棄した場合

出資者A：出資持分評価額　7,000万円
出資者B：出資持分評価額　3,000万円

この場合に医療法人が納付することとなる贈与税は、
出資者A：(7,000万円－110万円)×50％－225万円＝3,220万円
出資者B：(3,000万円－110万円)×50％－225万円＝1,220万円
　合計：3,220万円＋1,220万円＝4,440万円となります。

■贈与税の申告・納付

　贈与税の申告は贈与を受けた年の翌年2月1日から3月15日までに納付すべき贈与税額等を記載した贈与税申告書を、受贈者の納税地の所轄税務署へ提出し、さらにその申告書の提出期限までに、その申告書に記載した贈与税額を納付することとなります。

　贈与税の納付を行う際の納税地は、原則としてその住所地が納税地となり、個人とみなされた持分の定めのない医療法人についても、その本店の所在地を納税地として納付することとなります。

　また、贈与税の申告・納付をする場合には、その申告・納付をするもととなる「贈与の日」がいつであるかを確認する必要があります。

　贈与の日については、つぎのような考え方があります。

【相続税法第66条第4項通達13】

> 「持分の定めのない法人」とは、たとえば、つぎに掲げる法人をいうことに留意する。
> (1) 定款等又は法令の定めにより、その法人の社員等がその法人の出資に係る残余財産の分配請求権又は払戻請求権を行使することができない法人
> (2) 定款等に、社員等がその法人の出資に係る残余財産の分配請求権又は払戻請求権を行使することができる旨の定めはあるが、そのような社員等が存在しない法人

　上記(1)より、経過措置型医療法人は定款変更をすることで、残

余財産の分配請求権と出資持分払戻請求権の行使をすることができなくなるため、定款変更の日、つまり都道府県知事の認可を受けた場合には、その認可の日をもって持分の定めのない医療法人へ移行したと考えられます。したがってその認可の日を贈与の日と考えて申告を行うこととなります。

　また、上記（2）より、持分の定めのある医療法人であっても、定款変更を行わず、出資者がその持分をすべて放棄し、残余財産の分配請求権または出資持分払戻請求権の行使をする社員等が存在しなくなった場合も、持分の定めのない医療法人に移行したと考えられます。この場合は定款変更を行っていないため、定款変更の認可の日ではなく、出資者がその持分を放棄した日を贈与の日と考えて申告を行うこととなります。

　このように、贈与の日は場合によっては定款変更の認可のあった年と、出資者が出資持分を放棄した年が異なる場合があるため、贈与の日がいつであるかを確認したうえで申告・納付を行う必要があります。

■**医療法人に対する法人税課税について**

　出資持分の放棄に伴う医療法人に対する法人税課税については、税法上つぎのように定めています。

【法人税法施行令第136条の4第2項】
　社団である医療法人で持分の定めのあるものが持分の定めのない医療法人となる場合において、持分の全部又は一部の払戻しをしなかったときは、その払戻しをしなかったことにより生ずる利益の額は、その医療法人の各事業年度の所得の金額の計算上、益金の額に算入しない。

　このことから、出資持分の放棄に伴い出資者の権利の消滅に係る利

益がその医療法人に帰属した場合においても、受贈益として法人税課税はされないこととなります。

このほか、医療法人に対して贈与税が課税され、納付を行った場合においても、その贈与税は医療法人の所得の金額の計算上損金の額に算入しないこととなります（法人税法第38条第2項第1号）。

Q23：特定医療法人に移行する場合はどのような手続きを踏むことになりますか？

A：移行の承認を得るための必要条件を満たしてから、国税庁へ承認申請手続きを行います。

　特定医療法人への移行申請には、事前審査が必要となります。事前審査は法人税率の特例の適用を受けようとする事業年度終了の6カ月前までに、申請書に必要書類を添付して提出しなければ、手続き期間から考えて間に合わなくなります。

　さらに、その事前審査を申請するまでに、特定医療法人としての必要な要件を満たしておかねばなりませんので、取組み自体は前事業年度から行うことになります。申請の承認は申請した事業年度の開始の日に遡って承認されるため、実態として申請する事業年度開始から基準を満たしておかねばならないからです。

■申請の承認は事業年度の開始日に遡って行われる

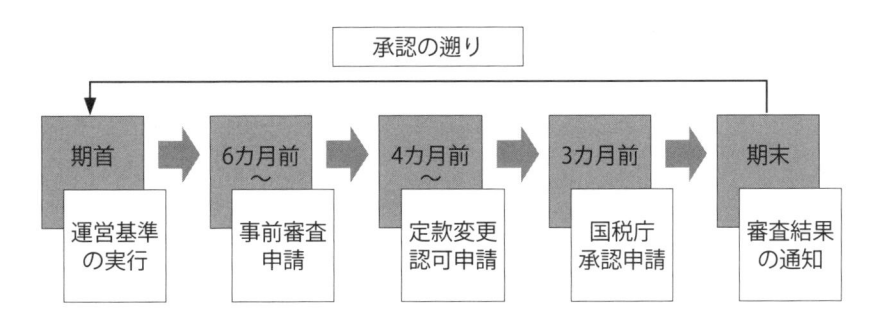

期首	6カ月前～	4カ月前～	3カ月前	期末
運営基準の実行	事前審査申請	定款変更認可申請	国税庁承認申請	審査結果の通知

（承認の遡り：期首から期末まで）

■申請が認められる前の定款変更に注意

　Q16でも説明したように、特定医療法人は税法によって国税庁長

官に承認された法人を指し、事前審査や承認申請は所轄の国税局窓口で行います。その事前審査で承認がおりることが確認（内示）できれば、定款変更の認可を都道府県知事に申請します。その後、定款変更の認可がおりればそれをもって所轄税務署に承認申請をします。その審査の結果、承認されれば、晴れて特定医療法人になります。

ここで注意していただきたいのは、事前審査と承認申請は国税局と税務署（国税庁長官）に、定款変更の手続きは都道府県庁（知事）にそれぞれ申請するということです。

課税上の特例を利用するために税務署に申請するわけですが、定款変更の認可は都道府県庁で行います。その際に都道府県庁は税務上の要件を満たしているかどうかは関係なく認可を行いますので、仮に税務署の承認がおりなくても定款変更を認可することがあります。

そのため、税務署の承認が確実におりるとわからないうちに定款変更手続きをしてしまうと、思わぬ税金の納付が発生してしまう可能性がありますので、事前審査が非常に重要になるのです。

発生する可能性のある税金は、持分放棄による贈与税です。そちらについては**Q22**を参照してください。

■移行手続きの流れ

特定医療法人への移行手続きの具体的な流れは、つぎのようになります。なお、（　）内は3月決算法人を基準にしたおおよその実施時期を示します。

　①実行しておくべき運営基準等の実施（4月〜）
　②持分放棄（払戻し）および定款変更の社員総会決議（4月〜7月）
　③国税局への事前審査申請（8月〜9月）
　④国税局による実地調査受入れ（事前審査申請後1〜2カ月）
　⑤国税庁からの内示の受領（事前審査申請後3カ月以内）
　⑥都道府県庁への定款変更申請（11月〜12月）

⑦都道府県庁からの認可の受領（申請後1カ月程度）
⑧税務署への特定医療法人承認申請（12月〜1月）
⑨国税庁による特定医療法人の承認（3月）

　特定医療法人になるためには、**Q16**で述べたように、役員報酬を1人あたり年間3600万円以下にすることや、理事・監事等の親族等の数をそれぞれ役員総数の3分の1以下にすることなど、さまざまな必要要件があります。

　これらは実際に実行しようとすると反対する理事がいるなど、いろいろな要因によってスムーズにはいかないことが多々あります。

　先にも述べたように、これらの要件は申請する事業年度の開始時において満たされていなければなりませんので、実際に特定医療法人に移行を検討する場合には、最短でも2年程度はかかることを念頭においておくようにしましょう。

■手続きの時期に注意

　何度も述べているとおり、最終的に国税庁長官の承認があって初めて特定医療法人になります。したがって承認がなかった場合には、持分なしへの定款変更をした時点で「贈与」があったとみなされ、**Q22**で説明したように課税が発生することになります。

　事前審査でしっかりと確認しておけば最終的に承認がない事態は避けられるのですが、万が一のことを考慮し、定款変更手続きは年明け（1月）に行うことをおすすめします。

　なぜなら、前年末（12月）に定款変更を行っていると「贈与の日」が12月となり、その翌年の3月15日までが申告・納付期限となります。承認について確定するのが3月末ごろになった場合、申告・納付が期限後となってしまい、多額の罰金が科せられることになるからです。

　1月にしておけば、申告・納付期限は1年以上先になりますから、問題は発生しません。手続きの時期については、十分な注意が必要です。

Q24：社会医療法人に移行する場合はどのような手続きを踏むことになりますか？

A：認定要件を満たしているかを判断してから、社員総会での決議を行い、各都道府県への認定申請、税務署への認定に関する届出を行います。

　社会医療法人の申請についても事前相談が必要となります。Q17で述べたように、社会医療法人になるには厳しい認定要件がありますので、その要件を満たしているかをきっちりと事前相談で確認する必要があります。

　この場合の相談窓口は各都道府県の担当部署（厚生労働省所管法人は厚生労働省）となります。また、特定医療法人と同じように、認定を受けるための要件を満たす作業がその前に必要となります。

　ただし、社会医療法人の場合は特定医療法人と違い、申請事業年度の開始時点で当該要件を満たしておく必要はありません。社会医療法人に認定された場合、認定日を社会医療法人の事業年度開始の日としますので、その前日までを前医療法人の事業年度として会計年度を分けることになるからです。

　この認定日は各都道府県と相談して決めますが、実務上は月初にするほうが何かと手続きがスムーズに進めやすくなります。念頭においておきましょう。

　また、認定日で事業年度が変更となるため、特定医療法人と異なり、「事業年度終了の〇カ月前」に手続きをしなければならないということはありません。しかし、認定日で事業年度が変えられてしまうため、決算期直後となると短期間に2度の決算申告を行わなければならず、手間がかかってしまいます。

そうならないように事前相談の時間も含めて手続きのスケジュールについてはよく考えておきましょう。

■社会医療法人に移行するためのステップ

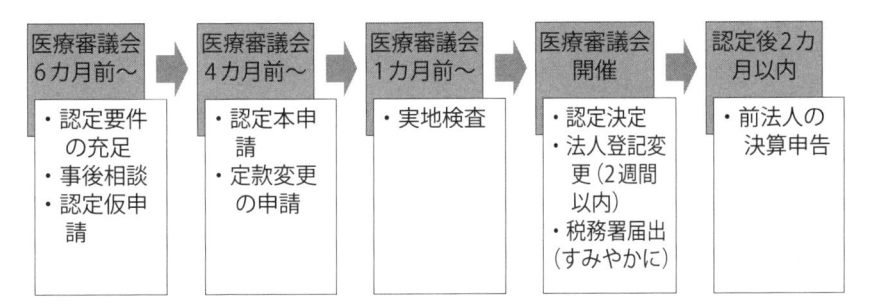

医療審議会 6カ月前〜	→	医療審議会 4カ月前〜	→	医療審議会 1カ月前〜	→	医療審議会 開催	→	認定後2カ月以内
・認定要件の充足 ・事後相談 ・認定仮申請		・認定本申請 ・定款変更の申請		・実地検査		・認定決定 ・法人登記変更（2週間以内） ・税務署届出（すみやかに）		・前法人の決算申告

※医療審議会の開催時期は各都道府県による。東京都の平成25年度は8月と2月。

■移行手続きの流れ

社会医療法人への移行手続きの具体的な流れは、つぎのようになります。なお、（　）内は実施する時期やおおよその必要期間を示します。実施をする際は関係各所にきちんと必要期間を確認しましょう。

①認定要件の充足（事前相談前まで）
②都道府県庁への事前相談（1カ月〜）
③持分放棄（払戻し）および定款変更の社員総会決議（事前相談終了後）
④都道府県庁への社会医療法人認定申請および定款変更申請
⑤都道府県庁の実地検査受入れ・医療審議会による諮問・答申（2カ月〜）
⑥都道府県庁からの社会医療法人認定通知受領および定款変更認可受領
⑦法人変更登記（認定の日から2週間以内）

⑧都道府県庁への登記変更後の履歴事項全部証明書等の届出および税務署への「社会医療法人の認定に関する届出書」の提出（登記後すみやかに）
⑨認定日の前日までの事業年度の決算申告書の提出（認定日の前日より2カ月以内）

社会医療法人は**Q17**で述べたように、社員・理事・監事等の親族等の数をそれぞれの3分の1以下にすることや、救急医療等確保事業にかかる業務の一定基準以上の実施など厳しい認定要件があります。

社会医療法人は非収益事業と医療保健業については法人税が非課税となり、またそれらの事業実施のために使用する固定資産の固定資産税等も非課税となるなど、その公益性が強く求められているからです。

したがって、認定要件を満たさなくなった場合には公益性が失われたとしてその非課税措置も当然ながら受けられないこととなります（普通医療法人へ移行となります）。

それだけならばまだしも、その非課税措置期間の収益（または損失）は認定が取り消された事業年度の所得計算に加算（または減算）しなければならないという非常に大きなリスクがあります。

そうならないためには、定期的に認定要件を満たしているかを確認し、満たさなくなっていればすぐに満たすように計画・実行できる非常にしっかりとした法人運営機関が必要になります。

こうした運営機関の構築を考えた場合、やはり社会医療法人への移行手続きにおいても2年～3年はかかることを念頭においておくようにしましょう。

Q25：基金制度を採用した医療法人に移行する場合はどのような手続きを踏むことになりますか？

A：社員総会にて基金制度の採用などの定款変更に関する決議を行い、各都道府県に定款変更手続きを申請します。

　基金制度を採用した医療法人とは、**Q18**で述べているように、運営のための資金調達を出資ではなく、基金として拠出を受ける制度を採用した持分のない医療法人のことです。

　この制度を採用した法人への移行は定款変更するだけで行えます。

■贈与税の課税問題

　しかし、定款変更だけでは相続税または贈与税の負担が不当に減少する結果と認められた場合には、贈与税の課税問題が生じます。贈与税の課税なく移行するには一定の要件を満たさなければなりません。

　贈与税については**Q22**を参照ください。

■定款変更と贈与税の課税問題

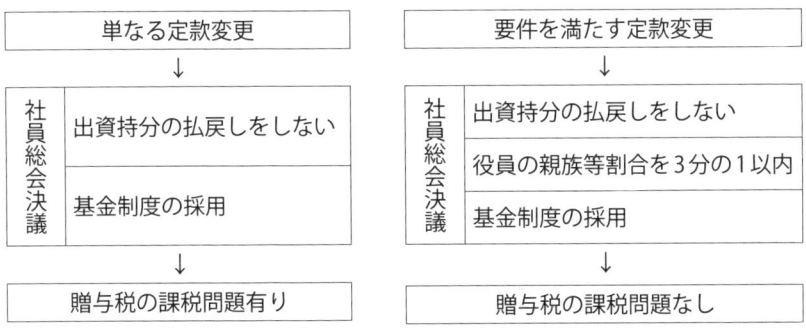

単なる定款変更	要件を満たす定款変更
↓	↓
社員総会決議：出資持分の払戻しをしない／基金制度の採用	社員総会決議：出資持分の払戻しをしない／役員の親族等割合を3分の1以内／基金制度の採用
↓	↓
贈与税の課税問題有り	贈与税の課税問題なし

※詳細な要件はそれぞれ社会医療法人、特定医療法人を参照

Question 25

第5章 「出資持分のない医療法人」への移行

　基金制度を採用した医療法人は「出資持分のない医療法人」しかありませんので、必ず定款変更が必要になり、そのため贈与税の課税問題が出てくるということになります。役員構成やその他要件の問題で贈与税の課税問題が避けられない場合、その税額を抑えるための方法を**Q20**で紹介しています。

　単なる定款変更による場合の手続きは、つぎのとおりとなります。

■単なる定款変更による場合の手続き

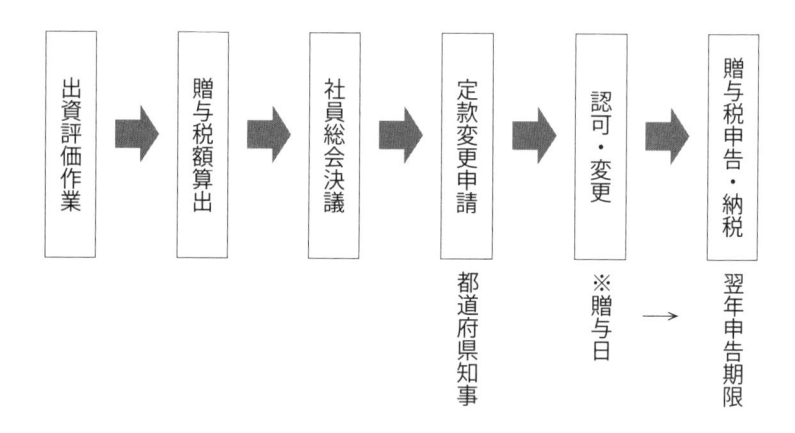

出資評価作業 → 贈与税額算出 → 社員総会決議 → 定款変更申請（都道府県知事） → 認可・変更（※贈与日） → 贈与税申告・納税（翌年申告期限）

　定款変更は認可がおりてから可能となります。**Q23**の手続きの流れでも書きましたが、認可はおおよそ申請後1カ月程度でおります。認可日が贈与日ですので、それに対応する申告期限までに申告・納税が必要になります。申請時期をいつにするのかはよく考えて決めましょう。

　また、贈与税の課税問題のない要件を満たす定款変更とそれに伴う手続きに関しては、それぞれ**Q23**、**Q24**で詳しく説明しています。

Q26：出資持分のない医療法人との合併を通じて移行する場合はどのような手続きを踏むことになりますか？

A：社員総会で合併の決議をし、各都道府県知事に合併申請を行います。

合併存続法人は、それぞれの法人の規模の大小などにかかわらず、必ず持分のない医療法人となります。

したがって、出資持分のある医療法人を合併存続法人にしたい場合には、合併前に出資持分のない医療法人へ移行を済ませておく必要があります。その手続きは合併後になる医療法人の形態によって、それぞれ **Q23〜Q25** を参照してください。

■医療法人の合併における組織形態

			合併法人		
			社団		財団
			持分あり（経過型）	持分なし	
被合併法人	社団	持分あり（経過型）	持分あり（経過型）又は持分なし選択可	持分なし	×
		持分なし	持分なし	持分なし	×
	財団		×	×	財団

出典「出資持分のない医療法人への円滑な移行マニュアル」厚生労働省医政局

社会医療法人との合併の場合には、合併後も社会医療法人の要件を満たしているかが重要になります。万一、合併によって要件を満たさ

なくなった場合には合併後に認定が取り消されて、法人税の課税問題が生じるおそれがあります。

　これは非常に大きな問題となりますので、必ず満たしていることを確認しましょう。

　基金制度を採用した医療法人等との合併においても、特別な利益供与がないことなどが求められます。これらも要件を満たさない場合には、被合併法人への含み益への課税や、法人全体に対する贈与税課税問題が生じることとなります。いずれにしても、合併前に要件を満たすようにしておくことが重要です。

応用編

第6章

決断前

Question 27 第6章 決断前

Q27：持分移行にはどれくらいの時間がかかりますか？ 時間がない場合はどのような緊急手段がありますか？

A：最も効果的な持分移行には、3年程度必要です。緊急の場合には、出資額限度法人への移行が考えられます。

　持分移行は、実務上絶対に必要となる手続きだけを取り上げて要する時間をはじいてみても、数か月に及ぶことが珍しくありません。ある機関の調査によると、実際に持分移行を行った医療法人が移行に要した期間は、平均して1年7か月との調査結果もあります。

　「特定医療法人」への移行を行う場合、たとえば最終の移行完了時点の6か月前には国税局など関係機関への事前審査の申出を行う必要があります。

　また、移行申請している事業年度中は、移行後の特定医療法人の要件を充足させていなければなりませんので、現実には、移行申請する事業年度が始まる前に、特定医療法人の承認がなされるだけの条件を整備しておかなければなりません（詳しくは**Q23**を参照してください）。

　このように、移行に必要な期間は、場合によっては数年に及ぶことになります。

■万全の事前準備を行うには、少なくとも3年が必要

　本書では、持分移行の1つのあり方として、贈与税を納付して一般の出資持分のない医療法人に移行する方法を提案しました。その方法をとる場合を例にとって考えてみましょう。

　一般の出資持分のない医療法人に移行する場合は、特定医療法人や社会医療法人のように、行政庁の「承認」や「認定」が必要とされま

せん。したがって法人の定款を変更することで、出資持分のない医療法人への移行を実現できます。

　定款変更の効力を生じさせるためには都道府県知事の認可を得る必要がありますが、これだけであれば、数か月もあれば出資持分のない医療法人への移行が実現できることになります。

　もっとも、事前準備をせずに出資持分のない医療法人への移行をしてしまうと、出資持分の放棄を伴う関係上、法人に多額の贈与税が課せられることになってしまいます。

　そこで、本書においては、実際に持分移行を実行する前に、さまざまな事前準備を行うことを提案しています（詳しくは**Q20**で説明しています）。

　万全の事前準備を行うためには、少なくとも3年間は必要です。法人の現状把握に始まり、効果的な手法の検討・選択・実行、社員への説明を行い、その納得を得るまでには年単位の準備期間が必要です。

■緊急手段としての出資額限度法人への移行

　たとえば出資持分を持つ方が高齢で、長期の準備期間を設けることが難しい場合にはどうすればよいのでしょうか。緊急手段はあるのでしょうか。

　どの種類の出資持分のない医療法人に移行するにしても、社員総会を開き、定款を変更することになります。社員総会で決議を成立させるには、社員（社団法人の構成員）に定款変更を理解してもらわなければなりません。

　しかし、出資持分のない医療法人へ移行するためには、出資持分を持つ社員全員に出資持分を放棄してもらうか（全員の同意が必要かについては争いがあります。詳しくは**Q38**で説明します）、反対する社員については出資持分の払戻しを検討しなければなりません。どんなに緊急事態であると説明しても、出資持分を持つ社員全員が直ちに出資

持分を放棄してくれるとは限りません。また、医療法人が払戻しに応じるだけの資金を短期間で準備できるとも限りません。

そこで緊急時にとる手段としては、たとえば「出資額限度法人」への移行が考えられます。

出資額限度法人とは、出資持分のある医療法人であって、社員の退社に伴う出資持分の払戻しや、医療法人の解散に伴う残余財産分配の範囲につき、払込出資額を限度とする旨を定款で定めているものをいいます（詳しくは**Q14**で説明しています）。

出資額限度法人であれば、出資持分を持つ方にもしものことがあったとしても、医療法人が相続人らから出資持分払戻請求を受け、巨額の払戻しに応じざるを得なくなって、医療法人の存続自体が危うくなるという最悪の事態を避けることができます。

出資持分を持つ方々にとっても、出資持分がなくなるわけではないので、出資額限度法人への定款変更については、比較的理解を得られやすいのではないでしょうか。

もっとも、出資額限度法人は、出資持分のある医療法人の1つの形態ですので、厚生労働省の見解（「持分の定めのある医療法人が出資額限度法人に移行した場合等の課税関係について（照会）」平成16年6月8日医政発第06080002号）によると、出資持分の相続をする際には高額の相続税の納付を求められる可能性があります。そのため、（払込出資額を限度とするものの）出資持分払戻しの請求を受ける可能性は残ってしまいます。また、移行時に「みなし贈与課税を受けないための要件」を満たさなければ、他の出資持分を有する方々に、みなし贈与として課税される場合もあります。

持分移行には長期間の時間が必要であることを見越して、時間的余裕のあるうちから持分移行に必要な準備を行っていく必要があるといえます。

Question 28 第6章 決断前

Q28：移行に着手したものの事情があって戻りたいと思ったときに、どの段階なら後戻りできますか？

A：定款変更に対する都道府県知事の認可がなされるまでは後戻りできます。

移行に着手したものの、その手続きの途中で移行を中止したいと考えたとき、いったいどの時点であれば、出資持分のある医療法人に後戻りすることができるのでしょうか。

■出資持分のない医療法人へ移行するため必ず必要となる手続き

出資持分のある医療法人が出資持分のない医療法人に移行する場合、複数の選択肢があることはすでに説明したとおりです。

どんな種類の出資持分のない医療法人に移行するにせよ、定款変更が必要です。

そもそも「出資持分がある」とされるのは、Q3で説明したとおり、医療法人の定款において退社時の出資持分払戻請求権や解散時の残余財産分配請求権が設けられていることに由来しています。

定款において、①退社時の出資持分払戻請求権や解散時の残余財産分配請求権といった規定を設けず、②解散時の残余財産については、国もしくは地方公共団体または財団医療法人または出資持分のない医療法人等に帰属させること、といった規定がある場合には、「出資持分がない」ということになります。

出資持分のある医療法人は、上記①、②を満たすように定款変更することによって、出資持分のない医療法人へと移行することができるのです。

Question 28　第6章　決断前

■定款変更に対する都道府県知事の認可が分岐点

　定款の変更は社員総会の決議によって行います。

　では、社員総会において定款を変更するという決議を行えば、定款変更の効力はその段階で当然に発生するのでしょうか。

　医療法第50条第1項では、「定款の変更は、都道府県知事の認可を受けなければ、その効力を生じない」とされています。

　つまり、社員総会で定款変更決議を行っただけでは定款変更の効力は生じず、都道府県知事に対して定款変更の認可申請を行い、都道府県知事から認可を受ける必要があります。

　出資持分のない医療法人へ移行するためには、社員総会で、法人の既存の定款を上記①、②を満たす定款へ変更する決議を行い、都道府県知事に対して認可するように申請します。変更後の新たな定款について、都道府県知事から医療法第50条第1項の認可が得られた時点で、新たな定款が効力を生じることになります。

　つまり、定款変更に対する都道府県知事の認可が得られた時点で、その医療法人は出資持分のある医療法人ではなくなるのです。

　したがって、定款変更に対する都道府県知事の認可がなされるまでは、出資持分のある医療法人に後戻りできますが、認可後の後戻りはできないということになります。

Q29：持分移行は病院内部の者だけで実行できるものでしょうか？　専門家を必要とする場合、どのような専門家の関与があれば円滑に手続きを進めることができますか？

A：病院内部の方だけで実行することも可能ですが、医業経営に詳しい弁護士・税理士などの関与があれば心強いでしょう。

　出資持分のない医療法人に移行しようとする（またはこれから移行を検討する）とき、まず不安に思われることとして挙げられるのは、誰に相談してよいのかわからない、ということでしょう。
　移行した医療法人のなかには、本部機能が充実しており、理事長を中心としたスタッフが一丸となって移行を果たしたというところもあります。このようなケースでは、医師会や病院団体等の医療関係団体等から情報収集をしていることが多いようです。

> 　私の医療法人では、理事長がいちばん医療法人制度について詳しかったです。医師会や厚生労働省、大学など、用途に応じて使い分けて情報収集していらっしゃるようでした。とくに厚生労働省のホームページはよくご覧になっていたと思います。理事長が詳しかったおかげで、外部委託することなく、出資持分のない医療法人へと移行することができました。

> 　当病院では、現在移行を検討中ですが、院長があらゆる情報を収集して、制度を理解しようと努力されています。院長は医師会

> の理事も務めているため，情報が入りやすいようです。

　こうした声もありますが、情報収集や制度の理解に時間と手間をかけることができる方ばかりではないでしょう。そういった場合には、外部のブレーンに協力を求めることも考えられます。

■贈与税の問題は税理士、公認会計士

　では、いったい誰に相談すればよいのでしょうか。
　出資持分のない医療法人へと移行するための、具体的なスケジュールを振り返って考えてみましょう。
　ここでは、第5章で中心的に取り扱った、贈与税を支払って出資持分のない医療法人に移行する場合を考えてみます。
　この方法では出資持分の評価額が最も下がったところで移行することになりますので、まず問題となってくるのが、移行のタイミングをいつの時点にするのかということです。
　いかに出資持分の評価額を引き下げ、贈与税の支払いを抑えるか、またそれに要する時間については、税理士や公認会計士を活用することになるでしょう。

■定款変更の手続きは弁護士

　続いて、定款変更のための理事会や社員総会の開催・決議については、適法・適正な手続きを経て行わなければ、のちのち争いのもととなりますから、そのようなリスクを回避するためには、弁護士に相談しながら進めていくことがおすすめです。
　たとえば、招集通知が社員全員に送られず、一部の社員のみに送られて社員総会が開かれた場合、その社員総会でなされた決議は適法・適正な手続きを踏んで行われていないということから、欠陥があるということになります。

多少大ざっぱないい方にはなりますが、欠陥があるものは無効であると判断するのが法律の世界です。もちろん、裁判などで争った結果、有効な決議と認められることもあるでしょう。しかし、裁判などに費やす時間・労力・金銭等のコストを考えると、争いのもとはあらかじめ排除しておくに越したことはありません。

さらに、出資者から出資持分を放棄させる段階になって、仮に出資持分の放棄に応じない出資者がおり、当事者同士では話がまとまらない状況に至ってしまったとしても、日頃から持分移行について弁護士に相談していれば、円滑に交渉を運ぶことも可能となるでしょう。

■病院経営は医療コンサルタント

最後に、移行手続が無事完了したとしても、先生方にとっては、移行が完了すればゴールというわけではありません。移行手続中も、移行完了後も、病院を経営していかなければなりませんし、医療法人をめぐる諸問題について常にアンテナを張っておかなければならないでしょう。こういった経営の観点から、先生方の相談相手になるのは、やはり医療コンサルタントです。

もっとも、注意していただきたいのは、税理士・弁護士等の誰もが医業経営に詳しいわけではない、ということです。

実際にご相談内容をうかがってみても、顧問税理士や弁護士から問題提起がない、なかなか動いてくれない、という意見が目立ちます。仮に顧問税理士や弁護士に相談しても満足できるような対応をしてもらえなかった場合は、出資持分のない医療法人への移行に関してのみ、別の医業経営に詳しい専門家に任せる、というのも1つの方法かもしれません。

Question 30 第6章 決断前

Q30：出資持分のない医療法人に移行すると他人に病院を乗っ取られることになりませんか？

A：なりません。出資持分の有無と社員の地位は無関係です。

　出資持分のない医療法人への移行をためらう方々のなかには、出資持分のない医療法人になると病院が乗っ取られるのではないかと懸念する方もいるようです。

　実際に、つぎのような心配をされている方は少なくありません。

> 　出資持分のない医療法人へ移行すると、出資持分がなくなることから、病院をコントロールすることができなくなるのではないでしょうか。また、出資持分のない医療法人になるためには、同族要件というものがあり、親族だけで方針を決めることができなくなるとも聞いています。そうなったら、親族以外の意向が反映されることになりますから、円滑に病院経営ができるのか不安です。

　これまで本書を読んだ方であれば、もうおわかりかもしれませんが、出資持分を有しているからといって、それだけで病院経営に関与することはできません。

　Q6で説明したとおり、病院経営の方針を定めるのは最高意思決定機関である社員総会であり、その議決権を有しているのは社員だからです。

　出資持分の有無と社員の地位は理論上無関係ですから、出資持分がなくなったとしても、社員としての地位があれば、病院を経営し、支

配することは可能です。

■同族要件を満たすケースへの移行

つぎに、よく質問を受けるのは、同族要件（同族性の制限）についてです。第5章で説明したとおり、課税を受けることなく出資持分のない医療法人に移行するためには、各役員等およびその親族等の数が、役員および社員の総数の3分の1以下でなければなりません（要件の詳細については第5章を確認ください。また、贈与税を支払って一般の出資持分のない医療法人に移行する場合には、同族性制限はありません）。

そうすると社員総会や理事会で意見が割れてしまうのではないかと不安に思う方も多いのですが、残念ながらこの要件自体を変えることはできません。

そこで、同族要件のある出資持分のない医療法人への移行に成功した方がどのような方法で意見の集約を図っているのか、参考までに紹介しておきます。

■ケース1　次期理事長の求心力が課題

当医療法人では理事長が力を持っているため、現在は誰もが理事長の方針に従っていますが、次期理事長になった場合、どのようにして意見をまとめていくかが今後の課題だと思っています。

■ケース2　丁寧な根回しに努める

私の医療法人では、社員総会を年2回、理事会も定期的に開催しています。社員総会でも理事会でも、意見が分かれた場合は次回に持ち越し、丁寧に根回しを行うなどしています。どうしてもまとまらない場合でも、部分的に修正を行うなどしてなんとか可決すべきものは可決できるように努めています。

Question 30　第6章　決断前

■ケース3　朝礼などで意見統一を図る

> 病院全体の方向性をまとめるために、朝礼やQC活動を行い、各種委員会も設けています。そこで情報の伝達や議論、話合いを行い、皆の意見をできるだけ統一して運営にあたっています。

ケース1のように現在の理事長が強い求心力を有している場合、理事長交代によって意見がまとまりにくくなるという課題を残すことになります。この場合は現在の理事長が現役のあいだに、ケース2やケース3のような組織作りをしておくことが重要となります。

ケース2やケース3のように意見交換の場を設け、自由に意見が述べられる雰囲気を作っていれば、理事長が代わっても意見の集約を図ることは可能でしょう。

これまでのように親族だけで社員を固めたとしても、これからも対立が生まれないとはいい切れません（むしろ親族であるがゆえに、直接病院経営とは関係のない事情も絡み合い、争いが激化する例も非常に多いです）。

出資持分のない医療法人への移行を機に、風通しのよい組織作りを目指してはいかがでしょうか。

用語解説　「QC活動」とは？

ケース3でご紹介した医療法人ではQC活動が行われていました。QCとはQuality Control＝品質管理のことで、QC活動は従前、製造業における品質管理の手法として行われてきました。医療分野では「製品」を「医療サービス」に置き換え、スタッフがチームやサークルを作り、それぞれ勉強会を開いたり、全体で研修会や講演会を企画したりなどして、業務改善・患者サービス・医療の安全など病院の品質改善に取り組もうとしています。

Q31：多額の保険に加入して相続対策をしていますが、その場合でも持分移行の必要はありますか？

A：継続的に安定した経営を行うためには、保険の加入だけで十分と思ってはいけません。

出資持分のある社団医療法人の問題点を改めて整理しておきます。

(1) 平成19年施行の第5次医療法改正により、出資持分のある医療法人の新規設立はできなくなりました。そのため、既存の出資持分のある医療法人については、当分のあいだ存続する旨の経過措置がとられており「経過措置型医療法人」となりました。

移行期限などが今後どのように出されるのかわかりませんが、制度上は出資持分のない医療法人への移行の必要があることになります。

(2) 出資持分のある社団医療法人の定款には、「第9条　社員資格を喪失した者は、その出資額に応じて払戻しを請求することができる」（厚生労働省モデル定款）の条項があります。このため、出資持分を持つ社員が退社し、出資持分の払戻請求権を行使した場合、その払戻しが医療法人の資金繰りを圧迫し経営が困難になりかねません。

社員資格の喪失理由は、除名、死亡、退社があります。

多額の保険の対象者である社員が死亡した場合には、保険金の受取りによって、出資持分の払戻請求に応じることができるかもしれません。

しかし医療法人の経営に関与しない社員に対して保険契約を結ぶことはあまりありませんし、喪失理由が退社の場合には保険金の受取り

がなく、医療法人の自己資金や金融機関からの借入金によって出資持分の払戻しに応じる必要があります。

出資持分のある社団医療法人のままでいると、保険の対象とならない事由（社員資格の喪失による払戻請求権の行使）により医療法人の経営に重大な影響を与えるケースがあります。

(3) 医療機関の経営が順調であれば、出資持分の問題が時間の経過とともに大きくなります。経営が順調で利益が出れば出資持分の評価が大きくなり、相続税対策に必要な保険もますます大きくなることとなります。

持分なしの医療法人への移行を当面は実行しなくても、持分の承継計画は実行すべきことになります。

以上からわかるように、持分なしへ移行する理事長は、多額の相続税支払いの問題、出資持分の払戻しの問題といったネガティブ要因を排除することによって、安定した経営（特に同族経営も可能）を継続・加速させることを期待されています。

多額の保険の加入だけでは問題の解決にならない、ということを認識しておくべきです。

Question 32 第6章 決断前

Q32：複数の病院を経営している場合、分社化して異なる種類の持分移行を進めることはできますか？

A：段階を踏めば既存の医療法人を事実上分社化し、異なる種類の持分移行を進めることができます。

　医療法人は複数の病院を開設することが許されています。

　では、医療法人を分社化して、異なる種類の持分移行を進めることはできるのでしょうか。

■分社化し、異なる種類の持分移行は可能か？

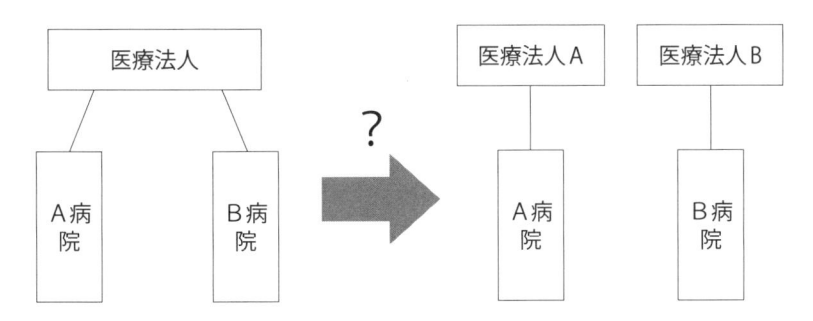

```
医療法人                    医療法人A      医療法人B
  │                           │             │
 ┌┴┐          ?              ┌┴┐          ┌┴┐
A病院 B病院                   A病院         B病院
```

■会社法上の「会社分割」は医療法人では認められない

　株式会社の場合には、会社法上、**会社分割**という制度があります。

　医療法人においても同じような仕組みを用いることができるのであれば、医療法人を「分割」して、異なる種類の持分移行を進めることができることになるはずです。

　しかしながら会社法と異なり、医療法は「医療法人の分割」を認めていません。医療法に定められているのは、合併のみなのです。

■医療法人の新設による病院の譲渡

では、複数の病院を経営する医療法人を分社化することはまったくできないのでしょうか。

一つ考えられる方法は、医療法人を新設し、新設医療法人に既存の病院を譲渡するという方法です。

既存の医療法人を医療法人X、新規設立する医療法人を医療法人Yとして説明します。

医療法人Xは、病院Aと病院Bを経営しています。病院を運営する医療法人を分けてそれぞれ異なる種類の持分移行を進めたいとします。

■新設した医療法人に既存の病院を譲渡

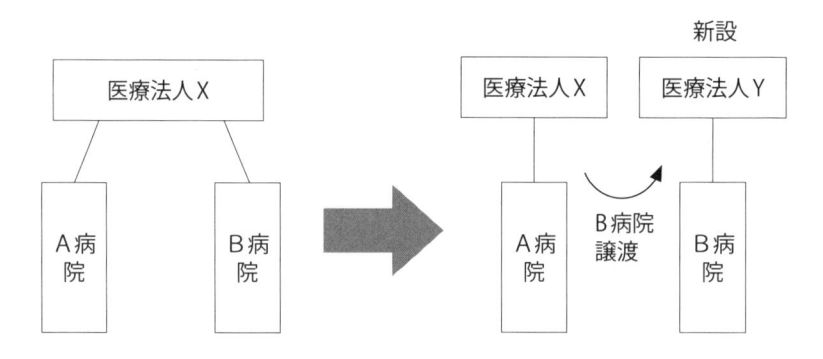

まず、病院Bを運営する目的で医療法人Yを設立します。

設立後の医療法人Yと医療法人Xのあいだで病院Bの譲渡をします。

そして、医療法人Xは病院Bの廃止の届出を、医療法人Yは病院Bの開設の届出を同時に行います。

こうした方法を用いれば、事実上医療法人を分社化して、異なる種類の持分移行を進めることができることになります。

ただし、医療法人の設立や病院の廃止・開設は、都道府県、保健所をはじめとする関係機関と綿密に情報交換しながら進める必要があります。そして複数の病院を開設できるにもかかわらず、あえて新たに

医療法人を設立する理由、必要性について説明ができるように準備しなければなりません。

用語解説「**会社分割**」とは？

　会社分割とは、会社がその事業に関して有する権利・義務の一部または全部を、新設する会社または既存の会社に承継させることをいうとされています。簡単に説明するとすれば、会社分割とは、会社を「分割」して会社の事業の一部（○○部だとか、○○工場）を他の会社に承継させるものです。会社分割においては、権利義務関係は取引先などの個別の同意を要することなく、包括的に当然に引き継がれます。

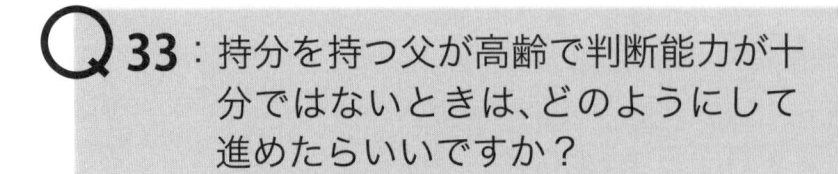

Question 33　第6章　決断前

Q33：持分を持つ父が高齢で判断能力が十分ではないときは、どのようにして進めたらいいですか？

A：後見人を就けて手続きを進めることになります。

　持分移行を進めたいけれども、出資持分を持つ父親が高齢で判断能力に疑問があるという場合、どうすればいいのでしょうか。

　父親も持分移行に同意しているとみなして、必要書類に署名させるなど、家族が持分移行を強行しても大丈夫なのでしょうか。

　契約などの法律的な行為は、自分の行っている行為がどのような意味を持っているのかを理解したうえで、自分の意思を明らかにして行うものです。

　ところが、認知症や知的障害、精神障害などにより、判断能力が不十分な場合には、財産の管理ができなかったり、自分の行う行為の意味が理解できず、自分に不利益となる契約でも行ってしまう可能性があります。

　法律上、判断能力が不十分な人が行った契約などは、無効、あるいは取り消される可能性があります。

　父親が高齢で判断能力が十分でないにもかかわらず、持分移行を強行すれば、持分移行を完了させたあとになって、持分移行の書類を作った当時は判断能力が不十分だったとして、持分移行自体の無効や取消しを主張されるおそれが出てきてしまいます。

■**成年後見制度の利用**

　では、判断能力が不十分な人は契約などの法律的な行為をまったく行うことができないのかといえば、そうではありません。

たとえば未成年者は判断能力が十分でないとして、法律上、原則として契約を1人で行うことができませんが、親が「保護者」として未成年者の行為に同意をする、あるいは未成年者の代わりに契約をすることで、有効に契約を結ぶことができます。未成年者が大学進学の際に、親の同意を得て、一人暮らし用の家を借りる場面をイメージすれば、わかりやすいでしょう。

判断能力が不十分な方についても同じような仕組みがあります。

それが、成年後見制度です。

成年後見制度は、判断能力がどれくらい残っているのかによって、成年後見、保佐、補助の3つに分類されます。

■成年後見制度の概要

重 ← 　判断能力不十分の程度　 → 軽

	①成年後見	②保佐	③補助
対象となる方	判断能力がかけているのが通常の状態の方	判断能力が著しく不十分な方	判断能力が不十分な方
保護者（援助者）	成年後見人	保佐人	補助人
同意が必要な行為	―	民法13条1項所定の行為（借金、重要な財産の処分行為、裁判、相続の承認・放棄、新築・増改築など）	民法13条1項の行為のうち、申立ての範囲内で家庭裁判所が審判で定める特定の法律行為
取消可能な行為	日常生活に関する行為以外の行為		
代理権の範囲	財産に関する全ての法律行為	申立ての範囲内で家庭裁判所が審判で定める特定の法律行為	左と同じ

（出所：法務省　成年後見制度より）

後見人、保佐人、補助人（以下「後見人等」と呼ぶことにします）の選任は、家族等の申立てによって、家庭裁判所が行います。

判断能力がどのくらい欠けているのかについては、医師による診断

Question 33 第6章 決断前

を参考にして、家庭裁判所が判断することになります。

後見人等には、弁護士等の法律の専門家になってもらうこともできますし、家族等が就任することもできます。

■後見人等による出資分の放棄

高齢で判断能力が不十分な父親が出資持分を持っている場合には、どうすればよいでしょうか。

これまで説明してきたように、出資持分のない医療法人へ移行するためには、出資者は出資持分の放棄を行うことになるのですが、出資持分は財産権の1つです。したがって出資持分を放棄することは、財産の放棄ですので、民法13条1項に定められている重要な財産の処分に該当することとなります。

(1) 成年後見においては、成年後見人は、判断能力が不十分なご本人のために、契約を行うのが原則です（表の①）。

したがって、高齢の父親の判断能力の程度が成年後見に相当する場合には、出資持分放棄のためのさまざまな手続きについても、家庭裁判所から選ばれた成年後見人が行うことになります。

(2) 保佐や補助においては、保佐人や補助人の同意の下に本人が契約を行うか、あるいは家庭裁判所から特別に代理権を設定してもらい、保佐人や補助人が本人の代わりに契約を行うのが原則です（表の②③）。

高齢の父親の判断能力の程度が保佐や補助に相当する場合には、出資持分放棄のためのさまざまな手続きについて、保佐人や補助人の関与の下、本人に行わせるかあるいは家庭裁判所への申立てにより出資持分移行に関する権限は保佐人や補助人の権限にしておいたうえで、保佐人や補助人が行うことになります。

このように、持分を持つ父親が高齢で判断能力が十分ではないときには、のちにトラブルにならないよう、万全の態勢をとっておくことが求められます。

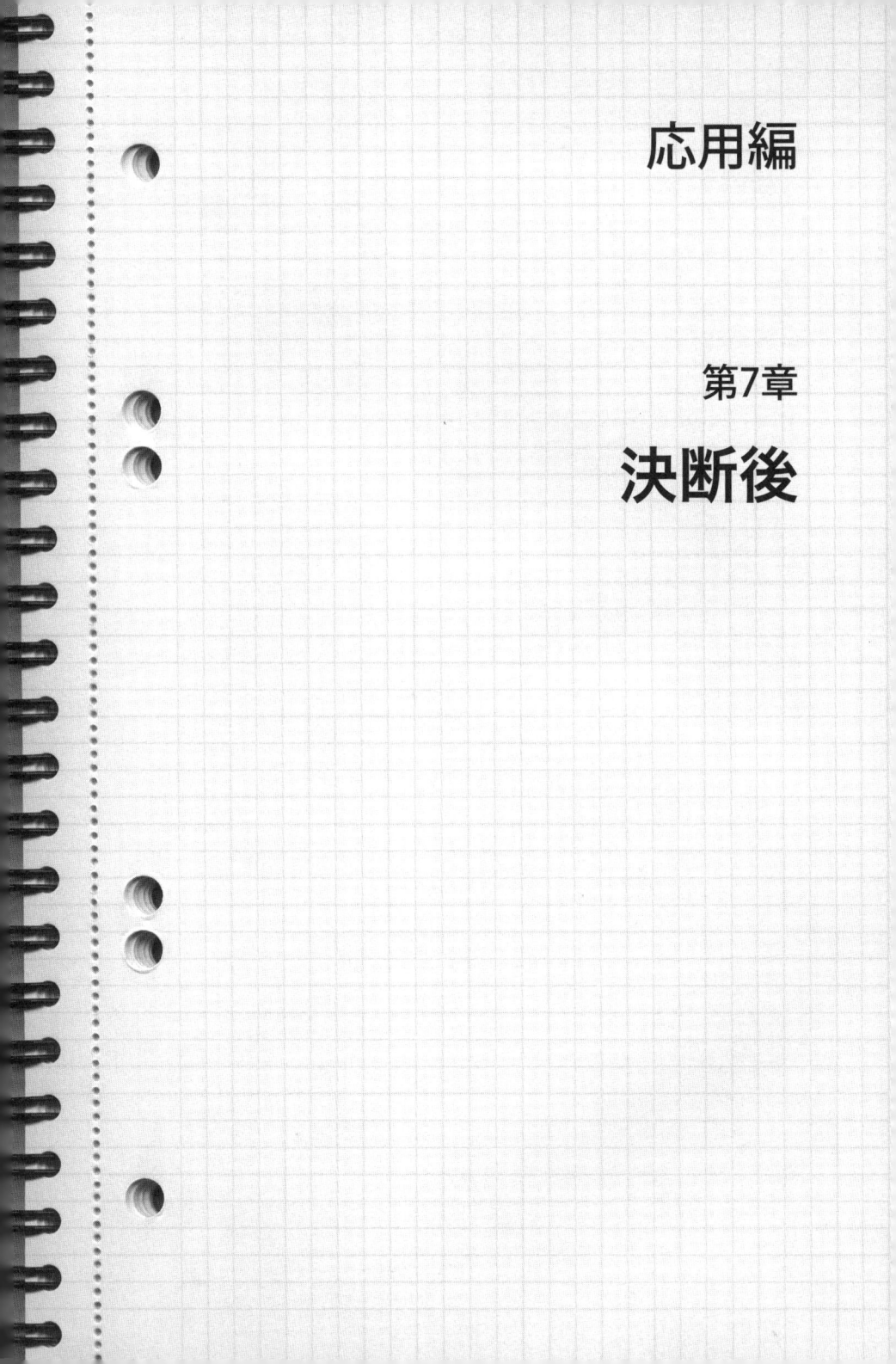

応用編

第7章

決断後

Question 34 第7章 決断後

Q34：持分移行の話を誰がどういう場でどのようにして説明したらいいですか？

A：円滑な移行のためには、理事長先生が直接、出資者個々に説明をすることが有効です。

　いざ出資持分のない医療法人への移行を決めても、その話をどのように進めていくかは悩ましいところです。

　医療法人によって、理事・社員・その他関係者の関係性はそれぞれ異なりますので、どの医療法人にも該当するような、万能の説明方法というものが存在するわけではありません。

　しかし、何かを変えようとする場合、それによってもっとも不利益を受けるであろうと思われる方々に対して、とくに丁寧に説明しなければならないのは当然です。

　では、出資持分のない医療法人へ移行する場合、最も不利益を受けると思われる方々は誰でしょうか。

　Q4で説明したとおり、出資持分も財産です。そして、移行の具体的なスケジュール（第5章）でも説明したとおり、出資持分のない医療法人へ移行するためには、出資者に財産である出資持分を放棄してもらわなければなりません。不動産や株式を手放してほしい、ということと同じ意味合いのことを頼まなければならないのです。

　すなわち、出資持分のない医療法人に移行することで最も不利益を受けることになるのは、財産を手放さなければならなくなった出資者ということになります。

■最も不利益を被る出資者への説明

　財産を手放す……そんな無理なお願いが果たしてできるものだろう

か、と不安に思う方もいるかもしれません。

　しかし、これまで多くの医療法人が、実際に出資持分のない医療法人への移行に成功しているのです。

　成功例を参考に、どのように説明をすべきか考えてみましょう。

　理事長である私自らが、この病院が末長く存続発展していくためには出資持分のない医療法人に移行するべきだという話をしました。

　出資持分のない医療法人となるべく、臨時の社員総会を招集しましたが、その招集通知にも、私自身の思いを記しました。

　すると、出資持分の放棄に全員が同意してくれたのです。おそらく出資者もこの病院に愛着があったからこそ、同意してくれたのでしょう。

　私の医療法人では、出資持分を放棄してもらうにあたって、「病院は公益性が高い施設であるため、継続して運営ができるような体制を整えなければならない」という理事長である私の強い思いを、出資者に対して直接訴えました。私が自らが頭を下げてお願いしたのがよかったのか、最終的には皆さんが理解してくださり、出資持分を放棄してもらうことができました。

　私のいる医療法人では、当時理事長とその奥様が出資持分をお持ちでした。理事長は、病院の経営者というよりは医師であるという意識が強い方だったので、病院の存続がなによりも大事であると考えておられました。

　また、いずれ理事長や奥様の出資持分を相続されることになる、理事長の息子さんや娘さんも、病院の存続が第一であると考えていらっしゃったようで、理事長たちが出資持分を放棄し、出資持

Question 34 第7章 決断後

> 分のない医療法人へと移行することにとくに異議を唱えられることはありませんでした。おそらく、理事長の地域医療に対する熱い思いを理解されていたのでしょう。

　これまで、出資持分のない医療法人へ移行することのメリットとして、出資持分払戻請求を受けることがなくなることや、相続税の課税がなくなることについて説明してきました。

　出資持分のない医療法人に移行すれば、医療法人から財産の流出を防ぐことができるようになり、医業経営の安定的継続につながることは、**Q1**で説明したとおりです。

　出資持分のない医療法人への移行は、もちろん医療法人から財産の流出を防ぐことが目的です。しかし、その先にある究極の目的は、病院経営を財政面から安定させ、継続的に地域医療への貢献を図ることにあります。

　よい病院であればあるほど、留保利益が多くなり、出資持分払戻金や課税額は高くなることになります。先生方の病院にもしものことがあった場合、困るのは病院を頼りにしている地域の人たちではないでしょうか。

　移行に成功した方々は、平素より出資者に対して、地域医療に対して真摯に取り組む姿勢を示していたのかもしれません。出資者が先生方の家族や親戚ではない、あるいは普段あまり病院経営の理念について話し合ったことがないという方々であれば、機会を設け、出資者1人1人に対して出資持分のない医療法人に移行することのメリットを説明し、地域医療や将来の病院経営に対する自らの思いを伝えるのもよい方法でしょう。

Question 35 第7章 決断後

Q35：大半の人は持分の放棄を認めているのに、一部の出資者は買取りを要望しています。どう対応したらいいですか？

A：まずは粘り強く説得することが大切です。説得にあたっては、専門家の力を借りることも考えましょう。

　突然、財産を手放してほしいといわれたら、すぐに応じることができるでしょうか。出資者のなかには当然、出資持分の放棄を迫られて、すぐにはこれに応じられないという方もいるはずです。

　したがって、まずは**Q34**で説明したように、出資持分のない医療法人への移行でもたらされるメリットを説明し、地域医療や将来の病院経営に対する思いを伝え、出資持分の放棄に向けた説得を試みるべきでしょう。

　しかし、地域医療や病院経営について、とくに関心のない方が出資持分を持っている場合（相続によって後継者ではない子どもたちに出資持分が相続された場合など）、いくら熱心に説得しても、自己の財産を守ることを優先し、応じてくれない可能性があります。

　　出資持分のある医療法人の理事長であった私の父が亡くなり、母、私、妹が父の有していた出資持分を相続しました。父の病院を承継した私は、今後のことを考え、出資持分のない医療法人に移行しようと決断しました。

　　母は父の相続問題で懲りたのか私の考えに賛同し、出資持分を放棄することに同意してくれたのですが、結婚し、家を出ている妹は、出資持分があれば金銭が手に入れられると知ったようで、いくら出資持分のない医療法人のメリットを説いても、出資持分

Question 35 第7章 決断後

> の放棄に同意してくれそうにありません。

この例の妹さんをAさんとします。Aさんが出資持分を買い取ってほしいといってきた場合、医療法人はどのような対応をすべきでしょうか。

■出資持分の買取りや払戻請求への対応

そもそも、医療法人は自己の出資持分の買取りができるのでしょうか。Q4で説明したとおり、医療法人は出資者からの出資によって財産を形成しています。自己の出資持分を買い取る場合、当然、この財産から資金を拠出することになりますから、仮に出資者の全員が自己の出資持分の買取りを求めた場合、計算上、医療法人の財産はその時点でゼロになってしまうことになります。すると、医療法人は資金不足に陥り、日々の支払いに窮することになるでしょう。

このように、医療法人が自己の出資持分を買い取ることは、債権者を害することにつながるため、できないと考えられています。厚生労働省の見解(「出資持分の定めのある社団医療法人が特別医療法人に移行する場合の課税関係について(照会)」平成17年4月6日付医政発第0406002号)も同様です。

したがって、医療法人は出資持分の買取りを請求してきたAさんに対して、これを断ることができます。もっとも、Aさんが理事長等の個人に買取りを求めてきた場合、理事長等の財力が豊富で、個人的にAさんから買い取るぶんには問題ないでしょう。

買取りが難しいとなった場合、Aさんが医療法人を退社したうえで、出資持分の払戻しを請求してくることが考えられます。

出資持分払戻請求権はAさんに正当に認められた権利ですから、医療法人はこの請求に応じなければならなくなりますが、これまで説明

してきたとおり、払戻しには巨額の資金が必要となるため、これに応じると病院経営が立ち行かなくなりかねません。

残された手段としては、交渉のうえ、払戻額の減額を要求していくしかなくなります。

しかしAさんがつぎのような立場にある場合は、他の手立ても考えられます。つぎのようなことも考えられます。

■病院経営には関与していないが、理事には名前を連ねている場合の対応

> Aさんが医療法人の理事を務めている場合は、交渉材料として、理事としての退職金を支払うという提案をすることも可能です。
>
> このとき気をつけたいことは、過大な理事退職金や手続きに不備のあるものは税務署に指摘されることになりますから、適正な範囲内で支給しなければならないことです。
>
> そのため、支給基準や功績倍率等を定めた理事退職金規程を作成整備しておくことをおすすめいたします。

■出資者が医師である場合の対応

つぎのようなケースではどうでしょうか。

> 出資持分のある医療法人の理事長であった私の父が亡くなり、母、私、妹が父の有していた出資持分を相続しました。父の病院を承継した私は今後のことを考え、出資持分のない医療法人に移行しようと決断しました。
>
> 母は父の相続問題で懲りたのか私の考えに賛同し、出資持分を放棄することに同意してくれたのですが、私と同じように医師になり、現在私と共に父の病院で働いている妹は、私と意見が合わ

> ず、いくら出資持分のない医療法人のメリットを説いても、なかなか出資持分の放棄に同意してくれそうになく、病院を辞めるといっています。

　Aさんが医師である場合は、交渉材料として、医師としての退職金を支払うという提案をすることも可能です。

　出資持分のない医療法人への移行にあたっての障害として多いのは、出資者への持分放棄の説得が困難であるというものです。
　当事者間での交渉ではどうしても結論が出ない場合には、医業に通じた弁護士等の専門家を活用し、先生方の医療法人に応じたオーダーメイドの解決策を探ることをおすすめします。

Q36：社員の名義貸しがあった場合は、どのように対応したらいいですか？

A：まずは社員＝社員名簿に記載されている人、出資者＝現実に出資をした人と考えましょう。

　社員が誰かを確認する方法は**Q7**で説明したとおりです。社員の確認のために調査した方々から多く受ける質問が、社員の名義貸しがあった場合の対応です。

> 　社員名簿を確認したところ、私の姉の名前Sがありました。しかしよくよく調査をしてみたら、実際に出資をしたのは私の父Fなのです。この場合、誰が社員で誰に出資持分があるのでしょうか。

　そもそも、なぜ社員の名義貸しが起きていたのでしょうか。
　現在、社団医療法人を設立するには、都道府県により、社員の数は少なくとも3名または4名以上必要であるとされていますが、従前はさらに多くの社員が必要であるとされていました。そこで、かつて医療法人を設立した方のなかには、出資は自ら行い、名義だけ家族や親戚、知人の名前を借りた、という方もいるようです。

■社員と出資者の立場

　上記の場合、社員名簿に記載されていたSさんは、じつは名義貸しをしているだけですが、社員名簿に記載されている以上、Sさんを社員として扱う必要があります。
　しかしSさんが抜けても社員の定数を満たしており、特段問題がな

Question 36 第7章 決断後

ければ、Sさんに事情を説明して退社の手続きをとり、実態に合わせるほうがよいでしょう。

社員とされているSさんが有しているはずの出資持分については、出資持分が財産であることから、現実に出資を行ったFさんに帰属するものとして扱われることが相当です。

そのため、社員はSさん、出資持分を有するのはFさん、という結論になると考えられます。

このような事実は、Sさんが自らの出資持分を主張し、医療法人に対して出資持分払戻請求を行った時点で顕在化することが多いものです。

争いが裁判の場に持ち込まれた場合は、Fさんがいくら出資をしたのは自分だと主張したところで、Fさんが出資をしたことの証明が十分でなければ、法律上も税務上もSさんが出資持分を有していると扱われるリスクがあります。

そのため、誰が出資持分を有しているかは、書類等証拠になるものを精査し、慎重に判断することをおすすめします。

Q37：出資持分のない医療法人への移行に際して、出資持分放棄の意思は必ず社員総会で表明してもらう必要がありますか？

A：安全策をとるなら、社員総会を開き、出資持分放棄の同意書も提出してもらいましょう。

　移行の具体的なスケジュール（第5章）でも説明したとおり、出資持分のない医療法人への移行に際しては、社員総会を開き、出資持分の放棄（または払戻し）に関する事項および定款変更に関する事項を承認してもらう必要があります。
　のちのち、紛争を生じさせないようにするためには、
①定款記載の方法に従って社員総会を開き、
②その場で出資者に出資持分放棄の意思を確認し、
③社員総会議事録に出資者が出資持分を放棄することを承認した旨記載し、
④最後に出資者に「出資持分放棄の同意書」（移行マニュアルには「出資持分放棄の申出書」という書式例が添付されています。出資者が自己の有する出資持分を放棄する旨記載された書面のことを指します）を提出してもらう
という手続きを経るのが最良の方法です。
　このように事実経過を逐一書面に残しておくと、これらの書面が証拠となりますから、のちの紛争の発生を予防することができますし、仮に紛争が生じたとしても、出資持分のない医療法人への移行を進める側に有利に事を運ぶことができます（医療法人の問題に限らず、証拠を残しておかなかったがために問題が錯綜し、紛争が激化するというケースはよくあるものです）。

したがって、仮に医療法人の社員間に少しでも対立が生じているようであれば、手間を惜しまず、1つ1つの証拠をしっかりと残しておくことをおすすめします。

■出資持分放棄の意思確認に必要なこと

そうはいっても、将来の紛争発生等のリスクと、手続きの煩雑さを比較検討したうえで、もっと簡易な方法で出資持分放棄の意思を確認したいという方もいることでしょう。

■出資持分放棄の意思確認に必要なこと

しなければならないこと	したほうがいいこと
前述の①、②、③	前述の④

前述の①定款記載の方法に従って社員総会を開くこと、②その場で出資者に出資持分放棄の意思を確認すること、および③社員総会議事録に出資者が出資持分放棄の意思表示をした旨記載することは、必ずしなければならないことです。

④出資者に「出資持分放棄の同意書」を提出させることはしたほうがいいことに分類されます。

順番が逆になりますが、④から説明しましょう。

「出資持分放棄の同意書」は、とくに関係機関に提出することも要求されておらず、移行手続に必ずしも必要なものではありません。したがって、後日の紛争予防や出資者の意思確認を確実に図る必要性が低いようであれば、省略してもかまいません。

③の社員総会議事録に出資者が出資持分放棄の意思表示をした旨記載することについては、議事録の作成は社員総会の成立要件ではない

ので、これを作成しなければ、せっかく決めたことが無効になってしまう、というわけではありません。

しかし、移行のスケジュール（第5章）で説明したとおり、医療法人の定款を変更するためには、各都道府県知事へ定款変更認可申請書を提出する必要があります。そして、その添付書類として社員総会議事録の写しが必要とされています（提出書類は各都道府県によって多少異なりますので、各担当機関に問い合わせてください）。

また、社員総会議事録は、その重要性から平成19年3月30日付け厚生労働省医政局長の通知（医療法人運営管理指導要綱）において、「会議開催の都度、議事録は正確に記録され、保存されていること」が要求されています。

ちなみに同通知は、議事録の記載事項として下記の事項を要求しています。

■必要とされる議事録記載事項
　①開催年月日および開催時刻
　②開催場所
　③出席者氏名（定数）
　④議案
　⑤議案に関する発言内容
　⑥議案に関する表決結果
　⑦議事録署名人の署名、署名年月日

　法律上は、社員総会議事録を作成しなかったとしても決議の効力に影響を与えることはありませんが、社員総会議事録が移行手続の必要書類とされているため、③は「しなければならないこと」に分類されるのです。

Question 37　第7章　決断後

②の社員総会の場で出資者に出資持分放棄の意思を確認することについては、出資持分が出資者の財産であることからしても、当然要求されるものです。

最後に、①の定款記載の方法に従って社員総会を開くことについてはどうでしょうか。

私の医療法人ではそんな方法に従って社員総会など開いたことがない、という方もいらっしゃるでしょう。たしかに、社員間で対立がなく、社員総会の開催方法について疑義を述べたり、そこでなされた決議について効力を争ったりする者がいない場合は、定款記載の方法以外の方法で社員総会を開いていたとしても問題が顕在化することはないので、とくに困ることはないかもしれません。

しかし、定められた手続きを踏むほうが、のちのちのトラブルを避けることができます。

社員総会決議については、わざわざ社員総会を開催せずに、議題を記した書面を各社員に回して、各社員の賛成の署名捺印を得て議決をすること（これを「持ち回り決議」と呼びます）ができないか、と相談を受けることもよくあります。

もちろん、定款にこのような持ち回り決議を認める規定を設けていれば、このような決議方法は当然認められます。また、上記のように、後々決議の効力について問題になることなど絶対にないといい切れる場合も、この方法をとることが可能でしょう。

問題は、定款にこれを認める規定がなかった場合です。結論から述べますと、この点について、まだはっきりとした最高裁判所の判例や見解が確立しているわけではありません。

もっとも、社員総会の開催が求められている趣旨——各社員が一同に会し、自らの知恵を出し合いながら議論をすることで、医療法人にとって最良の結論を下すこと——からすれば、各社員が意見を戦わせ

ない持ち回り決議は無効とされる可能性がきわめて高いでしょう。実際に、地方裁判所の裁判例では、持ち回り決議で行われた医療法人の社員総会決議について、無効という判断を下しているものもあります。

　以上のように、出資者の出資持分放棄の意思を確認するにあたり、どのような方法をとるかは、医療法人において紛争が顕在化する可能性の程度と、手続き面でどれだけのコスト（手間、費用等）をかけることができるのかという点との比較衡量の問題になるでしょう。

Question 38　第7章　決断後

Q38：一部の社員が持分移行に反対しているときは、どうしたらいいですか？

A：最終的な手段としては強行的に移行することも視野に入れておく必要があります。

Q35で、出資持分の放棄にすぐには応じられない出資者がいることについて説明しました。同様に、出資持分のない医療法人への移行という話に、すぐには応じられない社員の方々もいらっしゃるでしょう。

その対策もQ35と同様になりますが、まずはQ34で説明したように、地域医療や将来の病院経営に対する思いを伝え、出資持分のない医療法人へ移行することによりもたらされるメリットを説明するほかありません。

その際には、社員間の人間関係やこれまでの運営の経過を鑑みながら、当事者間で直接的に話を進めるのも1つの方法ですし、利害関係人や弁護士など専門家の支援を求めるのも1つの方法です。

いずれにせよ、穏当な方法で解決を図りたいということであれば、粘り強く話合いを続ける必要があることになります。

■社員総会の決議と定款

しかし、話合いを続けてもまったく平行線のままで解決策が見えないというケースもあるでしょう。

では、必ず社員全員の同意をとりつけなければ、出資持分のない医療法人への移行は不可能なのでしょうか。

移行のためには、Q21で説明したとおり、出資持分払戻請求権および残余財産分配請求権について、これを廃止する定款変更の社員総

会決議を行い、可決してもらう必要がありますが、これまではできるだけ穏当に手続きを進めるという観点から、社員全員の同意を得ることを前提に話をしてきました。

以下では、とにかく移行を進めていくという観点から、最低限、どれだけの人数の社員の同意を得なければならないかということを説明します。

医療法上、社員総会の議事は、定款に別段の定めがある場合を除き、出席者の過半数で決し、可否同数のときは、議長の決するところによる、と定められています。

なお、この場合、議長は社員として議決に加わることができないと定められているので、頭数を考える際には注意が必要です。

■社員総会の議事は出席者の過半数で決する

　○が賛成派、△が反対派とする。

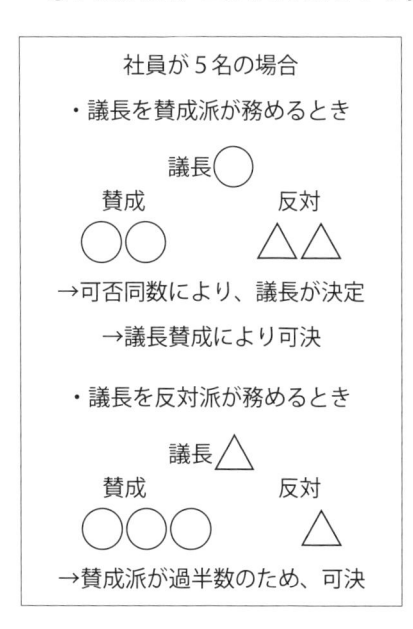

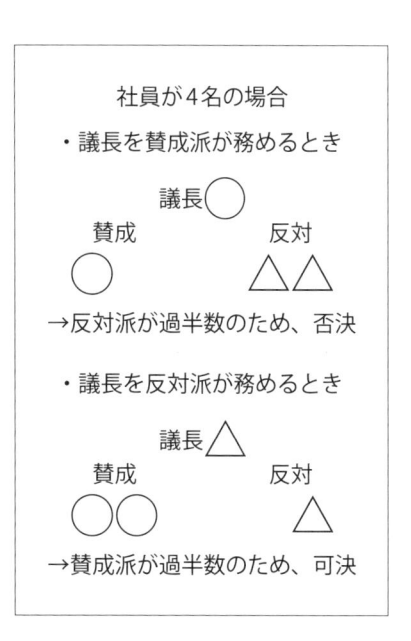

```
社員が5名の場合
・議長を賛成派が務めるとき
            議長○
    賛成          反対
    ○○          △△
→可否同数により、議長が決定
  →議長賛成により可決
・議長を反対派が務めるとき
            議長△
    賛成          反対
    ○○○         △
→賛成派が過半数のため、可決
```

```
社員が4名の場合
・議長を賛成派が務めるとき
            議長○
    賛成          反対
    ○           △△
→反対派が過半数のため、否決
・議長を反対派が務めるとき
            議長△
    賛成          反対
    ○○          △
→賛成派が過半数のため、可決
```

Question 38　第7章　決断後

　では、賛成派で過半数を満たすことができれば、何も問題はないのでしょうか。上記の規定では「定款に別段の定めがある場合を除き」と定められているため、定款の規定を確認する必要があります。

> 　第26条　社員総会の議事は、別段の定めあるもののほか、出席した社員の議決権の過半数で決し、可否同数のときは、議長の決するところによる。ただし、定款の変更、社員の除名及び解散の議決は、社員の3分の2以上が出席し、その3分の2以上の同意を要する。

　平成19年の医療法改正前のモデル定款（出資持分のある医療法人で広く用いられている定款です）では、以上のように定められていました。そのため、定款変更のための社員総会決議には、社員の3分の2以上が出席し、その3分の2以上の同意が必要とされる、ということになります。

　もちろん、これはモデル定款に過ぎないので、実際にどのような規定になっているかは、各医療法人の定款の定めを確認してください。

　先生方の医療法人で上記のモデル定款のような定めがあった場合は、最終的な手段として、社員の3分の2の同意をとりつければ、社員総会決議を経て、強行的に出資持分のない医療法人へと移行することも、理論上は可能です。

■出資持分を有する社員全員の同意が必要か

　ここで、定款の要件を満たしているのに、なぜそれが「強行的」な方法なのだろうと疑問を持った方もいるかもしれません。

　じつは、出資持分のない医療法人へ移行するための社員総会決議や、出資額限度法人へ移行するための社員総会決議には、出資持分を有する社員全員の同意が必要であるとする見解も存在するのです。

その理由として挙げられるのは、多数決によって反対派の財産を失わせるのは、財産権の侵害であるということです。
　実際に、特別医療法人に移行するための定款変更について、厚生労働省は「持分請求権の放棄についての出資社員全員及び役員の同意を経」たうえで申請を行うよう、申請者（移行しようとする医療法人のことです）に対して行政指導をするように、と各都道府県の担当部局に通知しています（「特別医療法人に係る定款変更等の申請について」平成18年3月31日付医政指発第0331001号）。
　ここで注意していただきたいのは、上記の見解によったとしても、社員のうち出資持分を有していない人については、財産権の侵害は問題にならないので、その社員の同意は必要ないということです。
　したがって、移行に反対している社員が出資持分を有していない社員である場合、いずれの見解においても、その社員の同意がないからといって問題になることはありません。
　また、出資額限度法人への移行については、出資持分払戻請求権を完全に失わせるわけではなく、減額するというものであるから、必ずしも反対派の財産権を侵害しているともいえず、社員全員の同意までは不要なのではないか、とする見解もあるところです。
　いずれにしても、行政側では上記のような運用が行われていますが、法律上は、社員全員の同意を得なければ社員総会決議で可決したことが認められないというわけではありません（定款の定めがあれば別であることはすでに述べたとおりです）。また、このような運用を認めた最高裁判所の判例があるわけでもありません。
　したがって、法律上の運用は未だ確立していない、というのが実情なのです。

　反対派との話し合いが行き詰まり、穏当な方法では移行することができない、という場合には、上記のような現状、訴訟になるリスク等

を把握したうえで、このまま移行手続きを進めるか否かを検討してください。

Question 39　第7章　決断後

Q39：持分を放棄した場合の贈与税ですが、申告をしないでいるとどうなりますか？

A：本来支払うべき贈与税のほか、加算税や延滞税のペナルティが課されます。

　医療法人の出資持分の放棄に伴い、医療法人に対して財産の贈与があった場合は、その医療法人を個人とみなして贈与税の申告と納税をする必要があります。贈与税の申告と納税は、原則として財産の贈与を受けた人が、贈与を受けた年の翌年の2月1日から3月15日までに、その医療法人の納税地の所轄税務署にすることになっています。
　この申告と納税を行わなかった場合は、本来納付すべき贈与税のほか、つぎのような税金等をペナルティとして支払うことになります。

■ペナルティとしての税金
(1) 無申告加算税
　申告をしなかったことに対するペナルティで、本来納付すべき税額が50万円以下の場合は、その税額の15％の無申告加算税が課されます。
　ただし、その税額が50万円を超える場合は、その超える部分の金額に対しては20％の無申告加算税が課されます。

（例）税務調査により本来納付すべき贈与税100万円を申告期限後に納付する場合
　　無申告加算税　50万円×15％＋（100万円－50万円）×20％
　　　　　　　　＝17.5万円
　つまり、この例では17.5万円の無申告加算税を、本来の贈与税額と併せて納付することになります。

なお、税務調査を受けずに、自主的に期限後申告をした場合は、5％の割合に軽減されます。

ただし、つぎのような場合は無申告加算税は課されません。
① 期限内申告書の提出がなかったことについて正当な理由があると認められる場合
② 期限後申告書の提出があった場合において、その提出が法定申告期限から2週間以内に自主的に行われており、期限内申告をする意思があったと認められる場合として、つぎのいずれにも該当する場合
a) 納付すべき税額の全額を法定納期限までに納付していること
b) 期限後申告書を提出した日の前日から起算して5年前までの間に、無申告加算税又は重加算税を課されたことがなく、かつ、期限内申告をする意思があったと認められる場合の無申告加算税の不適用を受けていないこと

(2) 延滞税

納付が遅れた贈与税の遅延利息に相当するペナルティで、法定納期限の翌日から納付する日までの日数に応じて、つぎの割合により延滞税が課されます。
① 納期限（※）までの期間及び納期限（※）の翌日から2月を経過する日まで：年「7.3％」と「前年の11月30日において日本銀行が定める基準割引率＋4％（特例基準割合）」のいずれか低い割合
② 納期限（※）の翌日から2月を経過した日以後：年「14.6％」
※納期限はつぎのとおりです。
・期限内に申告された場合には法定納期限
・期限後申告又は修正申告の場合には申告書を提出した日
・更正・決定の場合には更正通知書を発した日から1月後の日

（例）本来納付すべき贈与税100万円を申告期限後に納付する場合
- 法定納期限：平成25年3月31日
- 期限後申告書提出日：平成25年5月31日
- 完納の日：平成25年5月31日
- 延滞税　100万円×4.3%×61日÷365日＝7,100円（百円未満切捨）

つまり、この例では7,100円の延滞税を納付することになります。

(3) 重加算税

贈与税の計算の基礎となる事実を隠蔽しまたは仮装したことによるペナルティで、本来納付すべき税額の40%の重加算税が課されます。

ただし、この重加算税が課される場合は、申告をしなかった場合の無申告加算税は課されません。

（例）本来納付すべき贈与税100万円を申告期限後に納付する場合
　　（隠蔽または仮装したことによる納付）
　　重加算税　100万円×40%＝40万円

つまり、この例では無申告加算税は課されない代わりに、40万円の重加算税を納付することになります。

■刑事罰

故意に申告書を提出しなかったことにより納税を免れたり、故意に納税を免れる意思がなくとも、期限内に申告をせず、その無申告が指摘された場合は、上記のほかつぎのような刑事罰が科される場合があります。

(1) 故意に申告書を提出せず納税を免れた場合

5年以下の懲役もしくは500万円以下の罰金に処され、またはこれを併科されます。ただし、その免れた贈与税額が500万円を超えるときは、情状により、その罰金はその免れた贈与税額に相当する金額以

下となる場合があります。

(2) 故意に免れる意思がなくとも正当な理由なく申告せずに無申告が指摘された場合

1年以下の懲役または50万円以下の罰金が科されます。ただし、情状により、その刑を免除される場合があります。

■法人の所得計算上の取扱い

上記のペナルティとして医療法人が支払った税金等については、法人の所得金額の計算上、損金の額に算入しません。これは、無申告加算税等は本来納付すべき贈与税の申告納付を適正に行わなかったことによるペナルティとして課されるもので、損金の額に算入して法人税等の税負担を軽減することは、ペナルティとしての本来の目的に反することによるものです。

■贈与税の無申告が指摘される場合

医療法人が贈与税の無申告を放置したとしても、税務署からの指摘がなければ、本来納付すべき贈与税も上記の無申告加算税等も課せられることはありません（もちろんこれは脱税行為です）。

実際には、医療法人の法人税等に関する税務調査や、本書のテーマである医療法人が定款を変更して持分の放棄を行う場合はその定款変更の事実から、また、理事長死亡時の相続税の申告や調査から、ほぼ確実に贈与税の無申告が指摘されることになるでしょう。

いずれにせよ、無申告を指摘され、無申告加算税等を課せられることになれば、それだけ不要な支出が発生し、それまで行ってきた節税対策なども無意味なこととなります。正しい知識を持って適正に税務申告を行いましょう。

Q40：出資者が社員でない場合、どうしたらいいですか？

A：出資持分放棄の意思表示の確認をしっかりしましょう。

■出資者が社員とは限らない

Q4で説明したように、出資持分も財産ですから、他人に譲渡することができます。

出資者が出資持分を換金する方法としては、医療法人を退社して、出資持分評価額の払戻しを受ける方法（その出資者が社員でもある場合）と、第三者に出資持分を買い取ってもらう方法があります。

出資の有無と社員資格は無関係です。したがって、たとえば出資者かつ社員でもあるAさんが、Bさんに出資持分を譲渡しても、Bさんが社員となるわけではありません。このとき、Aさんは出資持分のない社員、Bさんは出資持分を有する者、ということになるのです。

この場合、Aさんは社員のままですから、社員総会を開く場合、招集すべきはAさんということになります。

同様に、出資者かつ社員でもあるAさんが死亡し、Bさんが出資持分を相続した場合、Bさんは出資持分を有することにはなりますが、当然に社員となるわけではありません。

注意していただきたいのは、出資持分のない医療法人へと移行する場合、出資持分を有する者には、出資持分を放棄してもらわなければなりません。その手続きとして、**Q37**でつぎのように説明しました。

①定款記載の方法に従って社員総会を開く
②その場で出資者に出資持分放棄の意思を確認
③社員総会議事録に出資者が出資持分を放棄することを承認した旨記載

Question 40　第 7 章　決断後

④出資者に「出資持分放棄の同意書」を提出してもらう

Q37では、②出資者に社員総会で出資持分放棄の意思を確認すると説明しました。しかし、これは出資者が社員であった場合のことです。出資者≠社員の場合、社員でない出資者は社員総会に招集されませんから、社員総会の場で、出資者の出資持分放棄の意思を確認することはできません。

そこで、別途④「出資持分放棄の同意書」を提出してもらい、出資持分放棄の意思表示をしっかりと確認する必要があります。

なお、出資持分の譲渡は、一般に社団医療法人のM＆A（詳しくは**Q43**）に活用されます。

出資の有無と社員資格は無関係ですが、社団医療法人のM＆Aでは、出資持分を譲渡するとともに、売主側の社員が退社し、買主側の社員が入社して、事業承継を果たすことになります。

応用編

第8章

MS法人

Question 41 第8章 MS法人

Q41：MS法人が出資持分を持っているときは、どのようにして持分移行を進めたらいいですか？

A：「重要な財産」であるかどうかなど、MS法人内での手続きに気をつけましょう。

　そもそもMS法人とは何なのか、説明します。

　MS法人とは、Medical Service法人の略称であり、医療に関連するサービスの提供を行う営利法人です。医療法人はMS法人に対して、食堂や売店の経営、クリーニング業、コンタクトレンズの販売など、本来医療法人では扱うことのできない業務を任せたり、医療保険請求の代行、医薬品の仕入れなど、本来医療法人が扱うことのできる業務を任せることも可能です。

　Q1で説明したとおり、医療はとても公共性・公益性の高い事業であることから、医療法は医療法人に非営利性を求めています。そこで、医療法人では扱うことのできない業務の運営を目的として、医療法人とは別の組織であるMS法人を設立し、これらの業務を任せる、ということが行われているのです。

　また、医療法人が扱っている、病院の診療と管理業務のうち、MS法人を設立して管理業務を任せることによって、病院を診療に専念させることもできます。

■社員にはなれないが、出資持分を持つことは可能

　では、このようなMS法人が医療法人の出資持分を持つことは可能なのでしょうか。医療法人の非営利性より、MS法人のような営利法人が医療法人の社員になることはできません。しかし、繰り返し説明

しているとおり、社員たる地位と出資持分の有無は無関係ですから、MS法人が医療法人の出資持分を持つことは可能です。

厚生省（当時）の平成3年1月17日付け東京弁護士会会長あて回答書（「医療法人に対する出資又は寄附について」）でも、「営利を目的とする商法上の会社は……出資又は寄附によって医療法人に財産を提供する行為は可能であるが、それに伴っての社員としての社員総会における議決権を取得することや役員として医療法人の経営に参画することはできないことになる」と記載されています。

また、詳しくは**Q42**で説明しますが、MS法人に出資持分を移すことによって、相続税評価における純資産価額の上昇スピードを抑えることが可能となり、出資持分の評価額を引き下げることが可能となります。

■法人に持分放棄の同意を得るには

では、MS法人が出資持分を有することになった場合、出資持分のない医療法人への移行手続きはどのように進めていけばよいでしょうか。

基本的な手続きは、第5章で説明した流れに沿って行うことになります。ただ、出資持分を有している者がMS法人のような法人である場合、出資持分放棄の同意を得るにあたって、MS法人内での手続きを経てもらわなければなりません。

MS法人は法律上の用語でいえば、大半が「株式会社」にあたります（「合同会社」であるMS法人もありますが、数が少ないので、説明は省略します）。

このような株式会社が出資持分を放棄する場合、気をつけたいことは、
① 出資持分を有するMS法人は取締役会設置会社であるか
② 放棄しようとしている出資持分は、会社法が定める「重要な財産」にあたるか
の2点です。

Question 41　第8章　MS法人

　順を追って説明しましょう。まず①については、取締役会設置会社か否かで意思決定の方法が異なることになります。

　仮に、MS法人が①取締役会設置会社で、かつ②出資持分が「重要な財産」にあたる場合、法律上、出資持分の放棄について、MS法人は取締役会決議で決定しなければなりません。「重要な財産」を処分することは、文字どおり重要な事項ですので、取締役全員の協議により適切な意思決定がなされることが期待されているからです。

■MS法人と「重要な財産」の処分

		重要な財産の処分に	
		あたる	あたらない
MS法人が	取締役会設置会社	取締役会決議での決定が必要	取締役の判断で可能
	取締役会のない会社	取締役の判断で可能	取締役の判断で可能

　②出資持分が「重要な財産」にあたるか否かは、どのようにして判断されるのでしょうか。

　最高裁判所の判例（最高裁判決平成6年1月20日民集48-1-1）では、「当該財産の価額、その会社の総資産に占める割合、当該財産の保有目的、処分行為の態様及び会社における従来の取扱い等の事情を総合的に考慮して判断すべきもの」とされています。

　以上の基準に照らせば、これまで説明してきたように、出資持分の評価額が巨額に上ることからしても、「重要な財産」と判断される可能性は高いと考えます。

　そのため、あとから問題を生じさせないためにも、MS法人による出資持分の放棄は、取締役会決議での決定を経てから行わせるのが賢明でしょう。

Q42：持分移行に際して、MS法人を活用することはできますか？

A：出資持分の評価額の引下げに活用しましょう。

　第5章では贈与税を納付して一般の出資持分のない医療法人に移行する方法を中心に説明しました。**Q20**でも説明したとおり、贈与税の納付額を抑えるには、出資持分の評価額を引き下げる必要があります。

　Q20では、その方法として、生命保険の活用や退職金の支給等について述べましたが、MS法人の設立も出資持分の評価額を下げる一つの方法となります。

　前述のとおり、MS法人は株式会社であり、医療に関連するサービスの提供を行います。たとえば医薬品や医療消耗品の販売、医院や施設の賃貸、医療法に抵触しない物品の販売、経営管理、資産管理などが挙げられます。

■MS法人活用の節税メリット
　①利益分散により、医療法人の出資持分の増加を抑える
　②純資産価額の上昇スピードを抑える

　医療法では、医療法人が剰余金を配当することは禁止されています。利益が出るとその約4割が内部留保されていくため、経過措置型医療法人では出資持分の相続税評価額は年々増加することになります。

　しかし、MS法人を設立し、上手に運営することで大きな効果が実

Question 42 第8章 MS法人

現します。

　たとえば、医療法人が利用する不動産をMS法人が所有し、医療法人に賃貸借することにより、節税対策に一定の効果があります。そのほか、決算期末にMS法人の退職（みなし退職含む）による役員退職金を支給し、MS法人の株価を引き下げることができます。

　このように、MS法人を活用すると、総合的な医療サービスを医療法人とMS法人とに分散させることが可能となるため、法人を運営する側にも所得の分散効果・節税効果があり、出資持分の増加を抑えることができます。

　つぎに、医療法人の出資持分をMS法人に移すことによって、相続税評価における純資産価額の上昇スピードを抑えることが可能となります。

　医療法人の出資の持分を直接的に保有するのではなく、MS法人を経由し、間接的に持分を保有することによって、単純な純資産価額の上昇が株価に反映されるのではなく、類似業種の株価とミックスされた金額が株価に反映されることになります。類似業種の株価を使用した場合の株価は、一般的に純資産価額のみを基準に計算した株価よりも低くなることが多いといえます。

　そうした場合、相続財産の評価としては直接持分を持っている場合に比べ、間接的に保有するほうが評価が低くなることが多いです。

■MS法人の注意点
①適正な取引を心がける
②書類を整備し、取引の事実を立証できるようにする

　MS法人は親族等が支配する同族会社がほとんどで、委託料の設定等に恣意性が入ることが多いこともあり、税務当局の風当たりが非常

に強いです。

　せっかく所得分散を図ったとしても、税務調査で否認されると、かえって余分な税金を支払うことになってしまいます。そうならないためにも、適正な取引として正当性を主張できるように、根拠を準備しておくことが重要です。

　たとえば、取引金額は第三者との取引と同程度の条件であるようにすべきです。このように、一般に適正な取引と認められやすい基準を満たすことが必要になります。

　また、契約書、請求書、領収書などを整備するとともに、取引の事実を立証できるようにしておきましょう。

応用編

第9章

後継者に
かかわる問題

第9章　後継者にかかわる問題

Q43：同族に後継者がいない場合はどうしたらいいですか？

A：M＆A（譲渡・売却）という手法があります。

　親族など同族に後継者となるべき人物がいない場合には、どうしたらよいのでしょうか。
　外部の第三者に、後継者になってもらうことができないわけではありませんが、すぐに適任者が見つかるとは限りません。また、先生方が亡くなったのち、出資持分を相続した相続人の方々と新経営者がうまくやっていけるとも限りません。
　かつては、引退されたり、あるいは亡くなられた場合には、病院を閉める、つまり医療法人を解散することが一般的だったのではないでしょうか。
　しかし、それでは出資持分の相続や配当の際に多額の税金が課される可能性があるだけでなく、信頼し頼りにしてきた地域の患者さんが困ることになりますし、一緒に頑張ってきた医療スタッフの働き口を失わせることになってしまいます。
　そこで、現在注目されているのが、M＆Aという手法による医療法人の譲渡・売却です。

■増加する医療法人のM＆A

　M＆Aというと、大きな会社や銀行同士の合併の話などがすぐに思い浮かぶかもしれません。しかしM＆Aの手法の活用は、近年、医療法人の世界においても増加しているといわれています。
　M＆Aの手法の活用により、医療法人を譲渡・売却することになるのですが、M＆Aを活用するメリットには、つぎのようなことが考え

られます。
　①まとまった資金を手に入れることができる
　②売却後に時間のゆとりを手に入れることができる
　③医療法人に借入金がある場合、債権者（借入先）との交渉によって個人保証を外すことができる可能性がある
　④患者や医療スタッフを引き継いでもらえる可能性がある
　⑤皆さんに万が一のことがあったとしても、残された家族の方々でトラブルになることを事前に防ぐことができる

　それでは、M＆Aの方法として、具体的にどのような手法が考えられるのでしょうか。
　主に考えられるのは、つぎの3つです。順に説明します。
　①事業譲渡
　②退社および入社による方法＋出資持分の譲渡
　③法人の合併

■事業譲渡

　医療法人の財産（病院の建物や土地、医療機器など）の全部または一部を第三者に売却する方法です。
　たとえ財産（病院など）を売却したのちでも、医療法人自体がそのまま残ることになりますので、完全に引退しようと考えている場合にはおすすめできません。
　事業譲渡は、①複数の病院を運営されている先生方が、一部の病院を売却するなどして規模を小さくしつつ法人運営を続けていきたいという場合や、②個人医院の先生が引退する際、などにおいてよく使われるM＆Aの手法といえます。

■退社および入社による方法＋出資持分の譲渡

　退社および入社による方法とは、現経営陣である先生方が退社によ

って出資持分の払戻しを受け、他方で新たに法人を承継する者が法人に入社する、という方法です。

この方法により、医療法人の構成員である社員の構成が変化することになります。新たに法人を承継する者のグループが社員の過半数を占めれば、医療法人の経営権は新承継者たちの手に移ることになり、先生方は医療法人の経営から退くことができる、ということになります。

先生方は、医療法人の出資者でもあり、また社員でもあるというのが一般的でしょう。

後継者がおらず、第三者に医療法人を譲るという場合には、先生方が持っている出資持分を手放すとともに、医療法人の経営からも手を引くことになります。そのため、単に出資持分を譲渡するだけでなく、社員の交代等も同時になされるのが一般的といえます。

この方法によって、医療法人をまるごと第三者に引き継がせることができます。この場合、対外的には医療法人はそのまま存続しており、その経営者が交代したということになりますので、個別の契約関係もそのまま引き継がれることになるなど、手続きが非常に簡便といえます。

先に説明した事業譲渡は、一見すると財産を売却するだけですので、簡単なように思えますが、実際には土地や建物といった財産を売却しても、リース契約や物品納入などの個別の取引は、当然に買主が引き継ぐことにはなりません。

契約関係というのは、契約を行った当事者間で存続するというのが法律の世界の原則だからです。そのため、事業譲渡の場合には、買主は、個別の契約関係を1つ1つ結び直さなければならないということになります。

それに対し、社員の交代＋出資持分の譲渡による場合には、経営者が交代したというに過ぎず、契約を行った当事者（医療法人）には変更はありません。したがって、こうした事業譲渡の問題点を回避することができます。

このように、社員の交代（退社および入社）＋出資持分の譲渡という方法は、医療法人におけるＭ＆Ａでは一般的な手法となっています。

■Ｍ＆Ａの手法と特徴

	事業譲渡	社員の交代＋出資持分の譲渡	合併
医療法の規定	なし	なし	あり
売買対象のイメージ	事業	法人	法人
対価	金銭	金銭	持分
メリット	①単なる売買契約なので手続きが比較的容易 ②引継ぐ資産・負債を選択できる	①権利義務が当然に承認される	①権利義務が当然に承認される
デメリット	①契約の承継は個別の同意が必要		①手続きが厳格

■法人の合併

合併とは、２つ以上の法人が一緒になって、１つの法人になるというものです。医療法に明文で規定が設けられている手法で、合併にはつぎの２種類があります。

- 吸収合併：法人のうち１つが存続したまま、他方の法人が解散するもの
- 新設合併：法人が２つとも解散すると同時に、新たな医療法人を設立するもの

合併は、法律上認められた組織の再編行為ですので、すべての権利と義務が当然に新たな法人に引き継がれることになります。事業譲渡のように個別に契約を結び直す必要はありません。

財産も社員（社団の構成員を指します）も特別な手続きなくして新たな医療法人に移転します。

もっとも、合併を行うためには、社員全員の同意が必要となります。また、知事の認可が必要になるなど、手続きが厳格になってしまいます。さらに、社員は合併後の医療法人の社員となりますので、完全に医療法人経営から退くためには、退社手続きなどもうひと手間必要となります。

 以上のように、同族に後継者がいない場合には、M＆Aを検討してみる余地があります。

Question 44　第9章　後継者にかかわる問題

Q44：後継者の選び方によっては、持分移行を検討しなくてよい場合がありますか？

A：後継者が誰であれ、持分移行を検討するべきです。

　出資持分問題を回避できる後継者の選び方はあるのでしょうか。
　Q12で説明したとおり、出資持分のある医療法人で相続が発生すると、出資持分も相続の対象となり、相続税が課税されることになります。
　そして医療法人は利益の配分が禁止されるために、経営が順調であればあるほど生じた利益は医療法人の内部に留保利益として蓄積されていくことになります。
　その結果として、出資持分が相続される際には、高額の留保利益を含む出資金の評価額に対して、相続税が課せられることになります。

■後継者が子供（相続人）である場合

　後継者が誰かによって、どのような違いがあるのか考えてみましょう。
　まず後継者が子供、つまり相続人の場合はどうでしょうか。
　さきほど説明したとおり、相続人には高額の相続税が課せられる可能性があります。この相続税をきちんと納めることができるのであれば、もちろん何ら問題はありません。
　ところが、相続で承継した出資持分は、株式のように市場があるわけではありませんので、容易に他人に譲ることはできません。また医療法人は配当が禁止されますので、出資持分を持っているからといって、医療法人から配当を得ることもできません。
　その結果、後継者たる子供は、想定外に高額となってしまった相続税を納める手段として、多額の借金をするか、借金ができない場合に

は、承継したはずの医療法人を解散して、残余財産を換金するという最悪の選択をせざるを得ないかもしれません。

これでは、せっかく子供が後継者となった意味がまったくありません。

■後継者が子供（相続人）でない場合

では、後継者が子供（相続人）でない場合はどうでしょうか。

後継者は相続人ではありませんから、高額の相続税は問題になりません。出資持分を持つ方が亡くなられても、相続人ではない後継者が直ちに資金繰りに困ることにはなりません。

しかしながら、持分移行をしない限り、出資持分問題は残り続けます。

相続人となった方々には、さきほどから説明しているとおり、相続税の課税がなされます。そして、この相続税が想定外に高額になる可能性があります。

相続人の方々は相続によって出資持分を得ることになりますが、現実に現金として得られるわけではないので、相続税を納付するために、医療法人に対して出資持分の払戻請求を行う可能性は否定できません。むしろ自分たちの病院という意識がないぶん、医療法人側は厳しい対応を迫られる可能性があります。

出資持分払戻請求を受けた際に医療法人が資金を準備できなければ、せっかく後継者に引き継いだはずの医療法人は、解散して残余財産を分配せざるを得ないことになります。

後継者が誰であれ、将来的な医療法人の存続を希望されるのであれば、いまのうちに持分移行を検討するべきでしょう。

Q45：跡継ぎがいなくても、持分移行をする必要がありますか？

A：持分移行を行っておく必要があります。

病院の跡継ぎがいない場合には、持分移行をする必要はないのでしょうか。

医療法は、医療法人の理事のうち1名は、医師または歯科医師でなければならないと定めています。そのため、もしも跡継ぎのいないまま先生方が亡くなった場合には、医療法人は法律の要求を満たすことができず、解散せざるを得ないということになってしまいます。

跡継ぎがいない場合には、自分が死んだら病院を閉めればいいだけではないか、と考える方もいるかと思います。しかしながら、病院を閉める（医療法人を解散する）ことは、患者さんが困るというにとどまりません。ほかの出資者や相続人が、思わぬ税負担に悩むことになるかもしれないのです。

■みなし配当課税と相続税の二重課税

これまで説明したとおり、出資持分のある医療法人が解散する場合には、解散後の医療法人の財産は出資者に対して分配されることになります。これがいわゆる「残余財産分配請求権」と呼ばれるものです。

出資持分を持つ人は、出資額に応じて、医療法人に残された財産（残余財産）の分配を受けることができることになります。

残された財産（残余財産）は、医療法人を設立した時に払込みされた出資金に加えて、医療法人の運営期間中に医療法人の内部に留保された利益（留保利益）から構成されています。

Question 45 第9章 後継者にかかわる問題

残余財産＝出資金＋留保利益

医療法人は、利益が出たとしても、株式会社のように配当をすることができません。その結果、利益は医療法人の内部に留保され続け、増えていくことになります。素晴らしい医療を行い、医療法人の経営が健全であればあるほど、医療法人の残余財産はどんどん増えていくことになります。

では、跡継ぎがいない場合には、この残余財産はどうなるのでしょうか。

跡継ぎのいないまま亡くなった場合には、医療法人は解散し、残余財産は分配されることになります。

分配されるお金のうち、出資金を超える額（先の説明でいう「留保利益」がこれにあたると考えていただいて結構です）については、「みなし配当」となり、分配を受けた出資者は配当所得として総合課税され、最高50％の課税となります。

■出資額を超える部分に最高50％の税金がかかる

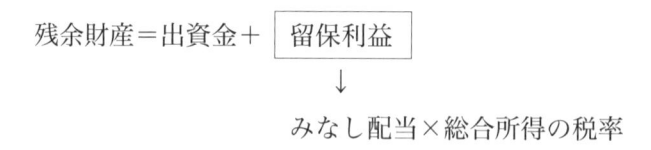

残余財産＝出資金＋ 留保利益
　　　　　　　　　　　↓
　　　　　　　みなし配当×総合所得の税率

ところが、問題は、医療法人解散後の残余財産分配時に課税されるにとどまりません。

そもそも人が亡くなった場合には、相続放棄をしない限りは、プラスの財産もマイナスの財産も相続人が引き継ぐことになります。

先生方に、配偶者や子供がいる場合にも、相続が発生することになります。

つまり、もしも先生方が医療法人の出資持分を持ったまま亡くなっ

たとすると、出資持分も相続財産として評価されることになりますので、相続人に相続税が課税されることになります。

相続の際にどれだけの相続税が課税されるのかについては、**Q12**で説明したとおりです。

以上をまとめると、もし先生方が後継者がいないまま亡くなってしまった場合、相続人には、つぎのことが生じることになってしまいます。

（1）まず、出資持分を相続したとして、相続税が課税されます。相続税は、高額の留保利益を含んだ金額を前提に評価されてしまいますので、かなりの高額となってしまう可能性があります。

（2）つぎに、医療法人の解散に伴って、医療法人の残余財産の分配を受けますので、みなし配当課税がなされることになります。

このように、残された相続人には二重に税金が課税されることになってしまうのです。

■**出資持分がなければ相続税はかからない**

一方、出資持分のない医療法人の場合にはどうでしょうか。

出資持分のない医療法人が解散する場合にも、残余財産分配は問題となります。しかしながら、出資持分のない医療法人の場合、残余財産の帰属先は、国、地方公共団体および医療法人等の中から選定されます。たとえどれだけ留保財産が多く存在したとしても、原則として、残余財産は出資者に帰属しません。

出資持分のない医療法人の場合、解散する際の残余財産は、出資者にまったく帰属しないということになります。

そうすると、先生方が亡くなって医療法人が解散した場合であっても、相続人には、残余財産が帰属しないので、相続税は課税されないことになります。

以上のように、後継者がいない場合、出資持分のある医療法人にお

Question 45　第9章　後継者にかかわる問題

いては、病院の経営状態いかんで、残される相続人に予想外の税金がかかってくることになります。

　残される相続人への影響を考えて、たとえ病院の跡継ぎがいなくても、持分移行を検討すべきではないでしょうか。

応用編

第10章

一人医師医療法人の場合

Question 46　第10章　一人医師医療法人の場合

Q46：一人医師医療法人で出資者は私のみですが、出資持分の問題は関係ありますか？

A：後継者以外に出資持分が相続されないよう、遺留分対策に留意しておきます。

　通常、医療法人は医師または歯科医師が常時「3人以上」勤務することを要件としていますが、これが「1人または2人」でも可能な小規模の医療法人が、一人医師医療法人です。
　一人医師医療法人の場合、出資持分の問題がどうなるか、考えてみましょう。
　おさらいですが、出資持分の問題とはつぎのとおりです。
　①退社した出資者（出資者の相続人）からの出資持分払戻請求の可能性がある
　②創業者である理事長が大半の出資者でもある場合、その相続の際に後継者に多額の相続税が発生する
　①の問題ですが、一人医師医療法人で、出資者が理事長のみの場合は、自分以外に請求できる人がいないわけですから、基本的には払戻請求の心配はないといえます。
　ただ、理事長が亡くなり、医院の後継者以外にも出資持分が渡ってしまった場合には、払戻請求をされる可能性があります。そのようなケースはなぜ起こるのでしょうか。
　理事長が亡くなると相続が発生し、相続人全員で遺産分割協議を行うことになります。理事長の現金・預金、自宅の土地・建物、医療法人の出資持分等が遺産分割の対象になります。
　民法では相続が発生した場合の相続権の順位を定めており、配偶者は常に相続人となりますが、血族についてはつぎのとおり相続人が決

まります。
- 第1順位：被相続人の子（子が死亡している場合は孫）
- 第2順位：被相続人の父母（父母がいない場合は祖父母）
- 第3順位：被相続人の兄弟姉妹（死亡している場合は兄弟姉妹の子、すなわち甥・姪）

■血族の相続順位

（相続順位）	（血族）	（配偶者）
第1順位	子	配偶者
第2順位	親	配偶者
第3順位	兄弟姉妹	配偶者

　この順位に応じて、それぞれ法定相続分というものが、つぎのとおり定められています。
- 配偶者のみの場合：配偶者がすべて取得
- 配偶者と第一順位（子）の場合：配偶者1/2、子1/2（配偶者がいない場合は子がすべて取得）
- 配偶者と第二順位（父母）の場合：配偶者2/3、父母1/3（配偶者がいない場合は父母がすべて取得）
- 配偶者と第三順位（兄弟姉妹）の場合：配偶者3/4、兄弟姉妹1/4（配偶者がいない場合は兄弟姉妹がすべて取得）

■相続人と法定相続分
　法定相続分というのは、あくまでも民法による分け方の目安であって、強制力があるわけではありません。しかし、相続人全員が承諾すれば問題はないのです。法定相続分というのはそのようなものなのですが、これはある重要な計算の基礎になります。それが「遺留分」です。

Question 46　第10章　一人医師医療法人の場合

　遺留分とは、民法に定められている「相続人が相続財産の一定割合を取得しうる権利」のことです。遺言書に、相続人のうちの1名に全財産を譲ると残してあっても、他の相続人が自己の遺留分を主張した場合には、その分の財産を取得できることになっています。このことを「遺留分減殺請求」といいます。

　遺留分による財産の取得割合は、基本的には「法定相続分の2分の1」と規定されています。つまり子の場合は4分の1、親の場合は6分の1です。

相続人		法定相続分
第1順位	配偶者	1/2
	子	1/2
第2順位	配偶者	2/3
	父母	1/3
第3順位	配偶者	3/4
	兄弟姉妹	1/4
配偶者のみ		すべて
子のみ		すべて
父母のみ		すべて
兄弟姉妹のみ		すべて

■**後継者以外への遺留分対策**

　これらを踏まえ、つぎのケースを考えてみてください。

　一人医師医療法人の理事長が亡くなりました。相続人は、長男、次男、三男。理事長は長男に医院を継いでもらうと生前決めていたため出資持分はすべて長男に、他の財産は長男、次男、三男に三分割すると、遺言書に残していたとします。

　財産：出資持分評価額1億円　現金3,000万円

遺言書のとおりに遺産を分割すると、長男が1億1000万円、次男が1000万円、三男が1000万円となります。この場合の遺留分は3250万円（1億3000万円×1/4）となるため、次男、三男の取得財産は遺留分を下回ります。3人ともそれで納得すれば問題はないのですが、次男、三男は法的には差額分を請求する権利があることになります。

　要するに、次男、三男が出資持分の一部を取得してしまう可能性があるということです。そうなると、取得後に払戻請求もできてしまうのです。

　医療法人の後継者であれば、医療法人の出資持分を取得したいと思うでしょう。しかし、上記のようなケースで、遺留分を請求されたらどうすればよいのでしょう。

　結論からいえば、分けざるを得ません。だからといって、出資持分を分けてしまうと、出資持分があることを主張して経営に口出しをしてくるかもしれません。

　こうした事態を防止するためには、被相続人が事前に十分な準備をしておく必要があります。準備策の一つとして生命保険への加入が考えられます。後継者以外への遺産分割用として生命保険に加入し、死亡保険金の受取人を後継者に指名しておくのです。そうすると遺留分減殺請求をされた場合に、この保険金を代償分割として後継者から後継者以外に支払う資金として利用することが可能です。

　一方、②の相続税の問題に関しては、一人医師医療法人の場合も変わりなく生じますので、出資持分の評価引下げの対策を講じる必要があります。評価引下げの対策については**Q48**で改めて説明します。

Q47：一人医師医療法人が持分なし医療法人に移行することのメリット・デメリットを教えてください。

A：個人の贈与税、相続税の問題は解消しますが、持分を贈与された法人への贈与税課税が問題となります。

　持分のある医療法人が、持分のない医療法人に移行することのメリット・デメリットについては、**Q2**などで述べているとおりですが、ここでは一人医師医療法人に限定して、そのメリット・デメリットを説明していきたいと思います。

　その前に、基本編第2章の**Q7**（社員が誰かの確認）と**Q8**（どの社員がいくら出資したかの確認）について、一人医師医療法人で起こりやすい問題について確認したいと思います。

　一人医師医療法人での事務作業などは大病院でのそれとは違い、定款や議事録等の大切な書類の保管について、きっちりとしたルールが定められていないことが多く、また、医療法人設立の際の、社員からの出資額や、理事の選出について、記憶と実際の取決め事項について齟齬が起こることがあり得ます。

社員、出資額、理事の人数と構成を再確認する

社員は？
出資額は？

理事の構成は？

したがって、移行する前に現在の社員が誰で、どの社員がいくら出資したのか、また、現在の理事の人数とその構成についての再確認をしましょう。

■一人医師医療法人が移行するメリット

一人医師医療法人では、持分ありの場合でも出資者からの払戻請求を受けることはあまり考えられません。ですので、持分なしに移行したときのメリットは、持分ありの一人医師医療法人にとっての最大の懸念事項である贈与税・相続税の諸問題が、移行することによって持分を放棄することとなり、出資に対する相続税の評価額はゼロとなって解消することであるといえます。それにより、今後の事業承継も贈与税、相続税を気にすることなく円滑に進めることが可能となります。

■一人医師医療法人が移行するデメリット

デメリットとしては、一人医師医療法人に限定された話ではありませんが、持分なしの医療法人では、万が一、医療法人が解散することとなった場合、残余財産の帰属先が国、地方公共団体、公益法人等に限定されていますので、出資者個人に分配されることがなくなります。

また、移行に際しては、その時の評価額で持分を個人から法人に贈与することになり、法人に対して贈与税が課税されることになりますので、その納税に関してはデメリットであるといえます。

しかしながら、その時の評価額に関しては、**Q20**（移行することに決めた後の準備）において、評価引下策やタイミング等について解説していますので、そちらを参考にしてください。

■一人医師医療法人ではメリットが大きくなる

上記のように、持分なしの医療法人に移行することにはメリット・デメリットが必ず発生します。

第10章 一人医師医療法人の場合

　また、最初に述べたように、一人医師医療法人が持分あり医療法人から持分なし医療法人に移行する前段階として、現状での社員、出資額、理事の再確認をすることはとても重要なことといえます。なぜなら、社員には社員総会の決議権、理事には理事会の決議権が付与されますので、思わぬ紛争の原因にもなりかねないからです。
　したがって、ポイントとしては、
　①現状の医療法人の社員、出資額、理事の再確認をする
　②移行することのメリット・デメリットの確認をする
　ことが必要となってきますが、上記の諸問題を確認したうえで、きちんとした専門家を活用すれば、
　①贈与税の評価額に関するデメリットは対策により、減らすことができる
　②減った時点で持分なしに移行するタイミングを決定することができる
　③解散時のデメリットも役員報酬や退職金を活用することによって解消できる
　ということになります。
　そうすれば、デメリットも解消でき、大きなメリットのみが残るため、一人医師医療法人でも持分なし医療法人への移行を検討すべきであるといえます。

Question 48　第10章　一人医師医療法人の場合

Q48：一人医師医療法人の出資持分の評価引下げのおすすめ策を教えてください。

A：利益圧縮による評価引下げ策として、理事への退職金の支給、生命保険の活用が考えられます。

　Q13やQ20と重複する部分がありますが、出資持分の評価と評価引下策について説明します。

■**出資持分の評価について**

　Q13でも説明しましたが、出資持分の評価は、医療法人の規模に応じて類似業種比準価額方式、純資産価額方式、その併用方式という3つの方式のいずれかを用いて計算します。

　医療法人の規模の判定については、「小売・サービス業」の基準により、従業員が100人以上の場合はすべて大会社に該当し、100人未満の場合は取引金額および総資産と従業員をもとに下記の規模判定表の区分により行います。

　出資持分の評価には、利益や純資産が影響します。とくに類似業種比準価額方式を採用もしくは併用する場合は、利益の要素のみ3倍して計算されるため、利益を計画的に減らしておくことが、出資の評価を引き下げるいちばんのポイントとなります。

Question 48　第10章　一人医師医療法人の場合

■医療法人の規模の判定表

総資産価額 (帳簿価額) 及び従業員数	取引金額				
	6千万円 未満	6千万円 以上 6億円 未満	6億円 以上 12億円 未満	12億円 以上 20億円 未満	20億円 以上
4千万円未満 又は5人以下	小会社				
4千万円以上 5人以下を除く	中会社「小」 (L＝0.60)				
4億円以上 30人以下を除く	中会社「中」 (L＝0.75)				
7億円以上 50人以下を除く	中会社「大」 (L＝0.90)				
10億円以上 50人以下を除く	大会社				

■規模別評価方法

大会社に相当する医療法人	①類似業種比準価額 ②純資産価額（相続税評価額による。以下同じ）	③ ①、②のいずれか低い金額
中会社に相当する医療法人	①類似業種比準価額×L＋純資産価額×（1－L） ②純資産価額	③ ①、②のいずれか低い金額 (注) L：類似業種比準価額の割合
小会社に相当する医療法人	①純資産価額 ②類似業種比準価額×0.50＋純資産価額×（1－0.50）	③ ①、②のいずれか低い金額

■類似業種比準価額方式の評価算式

$$A \times \dfrac{\dfrac{b}{B} \times 3 + \dfrac{c}{C}}{4} \times 斟酌率$$

A：類似業種の株価
B：類似業種の利益金額
C：類似業種の簿価純資産価額
b：医療法人の利益金額
c：医療法人の簿価純資産価額

斟酌率　大会社0.7、中会社0.6、小会社0.5
※A、B、Cは「類似業種比準価額計算上の業種目及び業種目別株価等」の「その他の産業」の数字を用います。（国税庁HPに掲載）

■純資産価額方式による評価算式

$$\dfrac{\begin{array}{c}相続税評価額による\\（総資産価額－負債の金額）\end{array} - \begin{array}{c}評価差額に対する\\法人税等相当額\end{array}}{評価時期における出資口数}$$

※評価差額に対する法人税等相当額＝
（相続税評価額による純資産価額－帳簿価額による純資産価額）×42％

■出資持分の評価引下げ策

出資持分の評価引下げ策としては、つぎのものがあります。

●純資産圧縮による評価引下げの方法
　①借入金による不動産の取得
　②遊休地での賃貸用建物の建築
　③役員退職金の支給
　④オペレーティングリースの活用

●利益圧縮による評価引下げの方法
　①棚卸資産の評価方法の選択
　②不良債権の貸倒計上
　③短期の前払費用の損金計上

④不良在庫・固定資産の廃棄、除却処理
⑤含み損のある土地および有価証券等の売却
⑥引当金・準備金の設定
⑦減価償却の方法の選択、特別償却費の計上
⑧オペレーティングリースの活用
⑨損金性の高い生命保険の加入
⑩理事への退職金

これらを実行することで、出資持分の評価を低くすることができます。その効果的な方法として、利益圧縮による評価引下げ策である⑨と⑩について説明します。

■理事への退職金の支給

理事退職金は利益と純資産の圧縮につながりますから、有効な出資の評価引下げ対策になります。

退職金は事業遂行上、損金として認められるものですが、理事の場合には税務上の制約が加えられていて、医療法人が損金として計上した理事退職金のうち過大な部分については、理事報酬と同様に法人税法上は損金とは認められません。

この理事退職金については、適正である理事退職金の具体的な算定方法が、法令・通達等で示されていないため、判例や審判所の裁判事例等を参考にして、具体的な退職金の算定方式が考えられています。

そのなかで合理的な手法であると考えられる方法が、下記のものです。

> 理事の退職金の適正支給額＝最終報酬月額×理事在職年数×功績倍率

※功績倍率の目安の範囲【理事長3.0　理事2.0　監事1.0】
最終報酬月額は、不当に高額な部分が含まれている場合は除いて計

算しますので、退職金の支払いを考えて報酬額を一度に上昇させると、過大理事報酬とみなされるおそれがあるため、業績に応じて理事報酬を増額し、妥当な水準にしておく必要があります。

退職金は、税務上、理事としての地位や職務の内容が著しく変わり、実質的に退職したものと同じであると認められる場合に、退職金（みなし退職金）を支給できます。つぎのような場合に、みなし退職金の支給が可能となります。

①常勤理事が非常勤理事になった場合（代表権・経営権を保持している場合を除く）
②理事が監事になった場合（経営権を保持している場合を除く）
③役割変更後、報酬がおおむね5割以上減少した場合

退職金支給後も職務に就くことは可能です。

■生命保険で利益圧縮と理事退職金の資金確保

生命保険の活用は評価引下げに実に効果的となります。

これは定期保険のように保険料が税務上の損金に算入できるものに加入して利益を圧縮するわけですが、それに加えて理事退職金の支出額が大きくなっても資金繰りが悪化しないよう、資金を確保するためにも生命保険に加入しておくことをおすすめします。

また、退職金を出す時期と保険の解約時期をずらすと、利益圧縮効果が見込まれます。

出資持分の評価を行なう際は、直前期の決算状況によって判断するため、直前期の理事退職金だけが出資持分の評価に影響します。翌期にずらすことで、保険金受取分が影響しないようにします。

ただし、類似業種比準価額を引き下げることに意識が向くあまり、無茶な支払いをして経営状況が悪化してしまってはいけません。その点に注意しながら実行しましょう。

Question 48

第10章 一人医師医療法人の場合

■**評価の計算例**

評価の計算例を以下に挙げておきます。

出資持分評価計算例

医療法人の状況

出資金	10,000千円（出資50円当たりの口数　200,000口）
前期の年間収入	140,000千円
前期末の総資産価額	120,000千円
従業員数	13人
前期の年間利益	4,000千円
前期の利益積立金額	80,000千円

■**課税時期における純資産価額**

	総資産価額	負債金額	純資産価額
相続税評価額	200,000千円	30,000千円	170,000千円
帳簿価額	120,000千円	30,000千円	90,000千円

①規模の判定

取引金額　60,000千円 ≦ 140,000千円 < 600,000千円

総資産価額　40,000千円 ≦ 120,000千円 < 400,000千円

従業員数　5人 < 13人 ≦ 30人　　　∴中会社の「小」に該当

②類似業種比準価額方式

■**類似業種比準価額計算上の業種目および業種目別株価等**

(単位：円)

業種目	番号	B 配当金額	C 利益金額	D 簿価純資産価額	A（株価）			
					平成25年平均	25年11月分	25年12月分	26年1月分
その他の産業	121	4,2	20	230	200	189	192	194

1口当たりの利益金額　　　4,000千円÷200,000口＝20円
1口当たりの純資産価額　（10,000千円＋80,000千円）÷200,000口
　　　　　　　　　　　　＝450円

$$189円 \times \dfrac{\dfrac{20円}{20円} \times 3 + \dfrac{450円}{230円}}{4} \times 0.6 = 139.4円$$

※株価は、課税月、前月、前々月と前年平均のうち最も低い価額を選択可

③純資産価額方式

$$\dfrac{200,000千円 - 30,000千円 - 33,600千円^※}{200,000口} = 682円$$

※（170,000千円－90,000千円）×42％＝33,600千円

④併用方式による相続税評価額

　139.4円×0.60＋682円×（1－0.60）＝356円

⑤評価額

　④＜③　　∴1口当たりの評価額　356円

　　出資持分の評価額　356円×200,000口＝71,200千円

Question 49

第10章 一人医師医療法人の場合

Q49：出資持分のない医療法人への移行と暦年贈与では、どちらがよいのですか？

A：それぞれにメリット・デメリットがあるので、状況に応じた総合的・長期的な判断が必要となります。

　一人医師医療法人も出資持分に対する相続税、贈与税の問題を抱えていることは、これまでに述べてきたとおりです。これらの問題を解決する手法として考えられるのが、①出資持分のない医療法人への移行と、②暦年贈与の利用です。

■出資持分のない医療法人への移行
　この手法をとると、出資持分がなくなるわけですから、移行後は相続税等の心配はなくなります。
　ただし、移行に際し贈与税の非課税要件を満たさない場合は、その時点で医療法人を個人とみなして贈与税が課税されることになります。非課税要件を満たすためには、役員等の親族割合が3分の1以下でなければならない、医療法人が社会的存在として認識される程度の規模を有していなければならない等の条件をクリアする必要があるため、実質、一人医師医療法人がこれらを満たすことは不可能と考えられます。
　そうすると、結局税金を支払う必要があり後先の問題だけではないか、と思う方もいると思いますが、後継者がさらにつぎの後継者に引き継ぐ場合にも、今後は永久に相続税等の心配がなくなりますし、また相続とは違い、ある程度タイミングを図れるので、**Q48**で説明したような手法で評価引下げを行ったタイミングで移行することができるというメリットがあります。

また、通常個人で支払う税金を医療法人で支払うことができるのもメリットと捉えることができます。というのは、もし医療法人に納税資金のストックがない場合は金融機関から借入れをして納税することになりますが、その場合、個人よりも資金調達がスムーズにいくことが多いです。さらに、その借入金を個人から切り離して考えることができるのです。

■暦年贈与

　「暦年贈与」とは相続税の節税対策として最も基本となるもので、毎年税率の低い範囲内で後継者に出資持分の贈与を行うことです。

　贈与税は、受贈者1人あたり年間110万円までの非課税枠があり、超過累進税率を採用しているので、同じ年度での贈与を一定額以下に抑えることで低い税率での課税で済むことになります。このため、後継者に対して毎年贈与を繰り返すことで、一時に課税される場合と比べ少ない納税で医療法人を引き継ぐことが可能なのです。

■暦年贈与の概要と税率

非課税枠（基礎控除）	年間110万円（受贈者1人あたり）
税額	｛受贈額（年間）－110万円｝×超過累進税率
申告	非課税枠内であれば申告不要
メリット	相続財産を減らすことができる
デメリット	一度に多額の贈与がしにくい

　ただし、出資持分の評価額が高い場合は、毎年低い税率の範囲内で贈与を続けたとしても、すべての出資持分を贈与しきれない可能性があります。

　非課税枠で贈与を続けた場合、10年間続けるとトータル1100万円、

Question 49　第10章　一人医師医療法人の場合

■**税率**（平成25年4月1日現在法令等）

基礎控除後の課税価格	税率
200万円以下	10％
300万円以下	15％
400万円以下	20％
600万円以下	30％
1,000万円以下	40％
1,000万円超	50％

20年間であれば2200万円を非課税で移せます。税率10％の範囲内で贈与を実行していく場合は、200万円と110万円の合計額310万円が年間の贈与額になるので、10年間でトータル3100万円、20年間で6200万円となります。

出資持分が億単位になるケースはよくあるので、暦年贈与では全額贈与することができない場合があります。ただ、暦年贈与をした額については確実に節税効果があります。

つぎに暦年贈与のデメリットとしては、毎年、長期間にわたって実行していくことになるので、その都度、出資持分の評価や契約書の作成の必要があり手間がかかります。また、贈与する期間が短くなればその分効果は薄れるので、高齢の方には向いていないのかもしれません。さらに、前述の出資持分のない医療法人への移行と違い、自分はうまく後継者に引き継げたとしても、つぎの後継者がいずれは同じ問題と向き合うときがくるという問題があります。

それぞれにメリット、デメリットがあり、医療法人の状況により効果も大きく変わってくるので、総合的に判断することが必要です。

Question 50　第10章　一人医師医療法人の場合

Q50：一人医師医療法人で後継者がいない場合の選択肢には何がありますか？

A：M＆Aによって第三者に売却する方法があります。

　平成23年12月に厚生労働省が公表した「平成22年医師・歯科医師・薬剤師調査の概況」によると、診療所に従事する医師数は「50～59歳」が最も多く、平均年齢は58.3歳となっています。平均年齢の年次推移をみると、近年横ばい傾向でしたが、平成22年は前回に比べ上昇しています。

■平成22年医師・歯科医師・薬剤師調査の概況

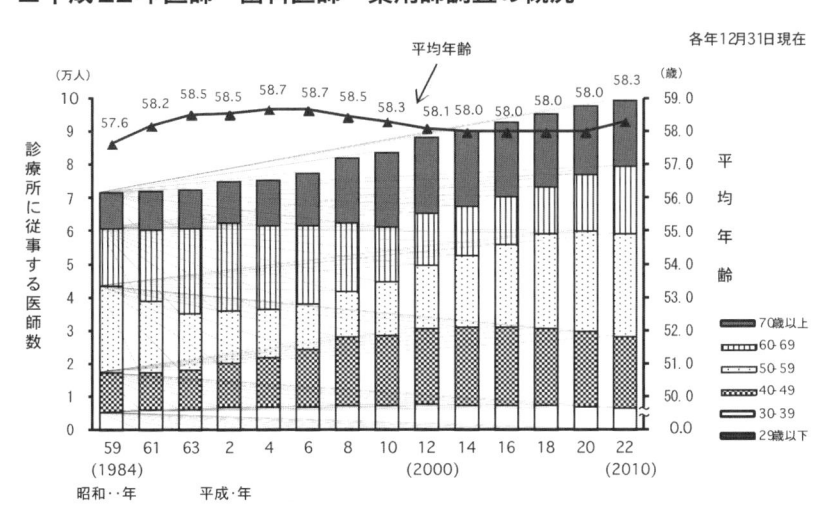

※厚生労働省「平成22年（2010年）医師・歯科医師薬剤師調査の概況」より図表データ抜粋

Question 50

第10章 一人医師医療法人の場合

経営者の高齢化や後継者不足により、中小企業の事業承継が深刻な問題になっている昨今、医療業界においても同じことがいえます。

かつては後継者が見つからない場合は、自らのリタイアとともに閉院（解散）を余儀なくされるケースが一般的でしたが、最近ではQ43でも紹介したように、M＆Aを使って医院を第三者に売却するケースが増えています。

■医療機関M＆Aのメリット

M＆Aのメリットは、つぎのとおりです。

(1) 売り手側

・後継者がいない場合は、地域医療の継続と雇用の維持ができる
・創業者（オーナー）利潤を獲得することができる

(2) 買い手側

・新規開設に要する時間や手続きが省略できる
・医師・看護師等の確保ができる

■医療機関M＆Aの手法

医療機関のM＆Aの手法をまとめると、以下のようになります。

(1) 事業譲渡

医療法人ごと売買するのではなく、財産の全部または重要な一部を買い取る方法です。

対象とする資産を個別に決定することができる半面、個別の契約等を引き継ぐことはできず、再契約が必要です。

また、保健医療機関の指定申請も改めて行う必要があります。たとえば、複数の病院を持つ医療法人から、1つの病院のみを買い取る場合がこれに該当します。個人医院では一般的にこの方法がとられています。

(2) 出資持分譲渡（社員・理事の変更）

持分の定めのある社団医療法人で、その出資持分（経営権）を他人に譲渡する方法です。

たとえば、最高意思決定機関のメンバーである社員は1人が1議決権を持ち、かつ、出資者である必要がありませんので、基本的には社員総数の過半数を占めるように社員を送り込み、実効性を高めるために、旧経営陣に対する退職金という意味合いも込めて出資持分を買い取るのが一般的です。医療法人の人格ごとすべての権利義務を引き継ぐことができ、事業譲渡と比べて手続きは非常にやさしい手法といえます。開設手続き等を行う必要もありません。医療法人のM＆Aでは最も一般的なスキームとされています。

しかし、地区医師会での特別な定めや、テナントとの賃貸契約の特約条項などによって、管理医師や持分の所有者が変わった場合、新たに入会金や保証金を払うようになっていることがあります。

(3) 合併（医療法人の場合）

合併とは、複数の医療法人が結合して1つの医療法人に移行することをいい、医療法57条に規定されています。合併によりすべての権利義務が引き継がれることになります。

社団医療法人と財団医療法人の合併は認められておらず、合併を実行するには、都道府県知事（複数の都道府県にまたがっている医療法人の場合は厚生労働大臣）の許可を受ける必要があります。合併は手続きが煩雑になるため、医療法に定めがあるものの、医療法人ではあまり一般的ではありません。

(4) 入社および退社による方法

買い手側の社員が新たに医療法人に入社し、売り手側の社員が医療法人を退社して持分の払戻しを受ける方法です。(2)の出資持分譲

渡と効果は同じですが、持分の払戻しを受ける者の課税関係が異なる場合があります。

■**出資持分譲渡の具体的手続き**

以上、医療機関M＆Aの手法として、主に4つの方法を紹介しましたが、医療法人のM＆Aでは最も一般的なスキームとされている「出資持分譲渡」について、具体的な手続き等を説明します。手続きは以下のように行います。

(1) 社員総会での決議

買い手が医療法人の社員に就任します。

(2) 譲渡契約の締結

売り手と買い手との間で出資持分の譲渡に係る契約を締結します。

(3) 役員の交代

医療法人の役員を買い手のメンバーに変更します。役員の変更が行われた場合には、役員変更届を作成し、新たに就任した役員の就任承諾書及び履歴書等を添付して、遅滞なく、都道府県知事（または地方厚生局長）に届け出なければなりません。

(4) 売り手の社員の退社

出資持分譲渡が完了したら、売り手の社員の手続きを行います。その際、出資持分を有しない社員が存在する場合がありますが、M＆Aを完結するためには、そのような社員を含めた売り手の社員全員が退社する必要があります。

社員の退社は定款の規定に従って行われますが、厚生労働省のモデル定款によれば、理事長の同意を得て、退社の手続きを行うことになります。

しかしながら、社員退社の事実について後日トラブルにならないように、社員総会で退社の承認を行っておくほうがよいと思われます。

■出資持分譲渡の具体的スケジュール

社員総会

買い手側
＊理事長候補者の入社
＊理事就任の議事

理事会

売り手側　　　　　　　　　買い手側
＊理事長の退任　　　　　　＊理事長の就任

社員総会

売り手側　　　　　　　　　買い手側
＊理事・監事すべての退任　＊残りの理事・監事就任
＊社員すべて退社　　　　　＊残りの社員就任

■出資持分のない医療法人に移行した場合のM&A

　出資持分のない医療法人は、持分自体がありませんので譲渡自体できません。

　しかし、以下のような手法により実質的にM&Aと同様の効果が考えられます。

①理事長を交代することで、売買代金の代わりに退職金として支払いを受ける

②一度に退職金として支払いを受けることが難しい場合は、非常勤として残り、理事報酬として、一定期間支払いを受ける

　以上、出資持分のある医療法人であっても出資持分のない医療法人であっても、M&Aという手法を活用することが可能となります。

■理解度チェック

第1章　□　現在の大半の医療法人は出資持分問題に直面しています。
　　　　□　出資持分問題とは、多額の現金が医療法人や経営陣から流出する可能性のある問題です。
　　　　□　出資持分のない医療法人に移行すれば、出資持分を失いますが、出資持分問題の発生を予防できます。

第2章　□　出資持分とは、医療法人に出資した人が、医療法人の資産に対して出資額に応じて持っている権利のことです。
　　　　□　出資持分を持っていると、退社時や解散時に、医療法人に対して金銭を支払うよう求めることができます。
　　　　□　出資持分を持っているのは、医療法人に対して出資をした人です。
　　　　□　社団医療法人の最高意思決定機関は社員総会です。

第3章　□　解散する場合、残余財産の分配がなされるため、医療法が求める医療法人の非営利性が保たれません。
　　　　□　相続する場合、出資持分に相続税課税がなされ、相続人がその支払に窮する可能性があります。
　　　　□　社員が退社する場合、出資持分払戻請求権を行使されるおそれがあります。
　　　　□　出資持分払戻しは出資された額を払えばよいというわけではなく、想定外の高額になる場合があり、医療法人の経営を圧迫するおそれがあります。
　　　　□　出資持分の承継等があった場合に課税される相続税・贈与税の計算には、一般的に類似業種比準価額の方法が用いられています。

第4章　□　医療法人にはいろいろな類型があります。
　　　　□　移行時に税金の優遇措置を受けたい場合、移行時に厳しい要件が課される場合があります。

	□ 移行後も税金の優遇措置を受けたい場合、医療法人の運営にも厳しい要件が課される場合があります。
第5章	□ 出資持分のない医療法人へ移行するには、社員総会の決議が必要です。
	□ 社員総会では、出資持分の放棄と定款の変更を決議します。
	□ 出資者が出資持分を放棄した場合、医療法人に贈与税が課税される場合があります。
第6章	□ 出資持分のない医療法人に移行しても、病院経営は維持できます。
	□ 効果的な持分移行には少なくとも3年必要です。
	□ 定款変更に対する都道府県知事の認可がなされるまでは後戻り可能です。
	□ 法的手続きには弁護士の援助が必要な場合があります。
	□ 税務面では税理士の援助が必要な場合があります。
	□ 移行後の経営安定にはコンサルタントの援助が必要な場合があります。
	□ 保険に加入して相続対策をしていても、持分移行の必要はあります。
第7章	□ 理事長先生が直接説得することが、円滑な持分移行にとって有効な場合があります。
	□ 反対する人の説得には医療への情熱と専門家の助言が有効です。
第8章	□ ＭＳ法人は出資持分の評価額引下げに活用できる場合があります。
第9章	□ 後継者がいなくても出資持分の移行は行っておくべきです。
	□ 後継者がいない場合、Ｍ＆Ａという手法が使える場合があります。
第10章	□ 一人医師医療法人でも出資持分問題は無関係ではありません。
	□ 相続時の遺留分に注意しましょう。

■やるべきことチェック

第1章　☐　設立されたのは平成19年4月1日より前ですか。
　　　　☐　定款に「社員資格を喪失した者は、その出資額に応じて払戻しを請求することができる。」という条項はありますか。
　　　　☐　定款に「本社団が解散した場合の残余財産は、払込済出資額に応じて分配するものとする。」という条項はありますか。

第2章　☐　社員名簿で社員は確認できますか。
　　　　☐　最初の定款や第1期目の決算書等を確認するなどして、出資者が誰か、出資金額がいくらか確定できますか。

第3章　☐　出資持分の評価額がどれくらいか把握していますか。
　　　　☐　持分移行に反対している出資者はいますか。
　　　　☐　相続対策はできていますか。

第4章　☐　この先の医業経営で重視するポイントは何ですか。

第5章　☐　移行を検討している類型の医療法人につき、どのような手続きが必要か確認しましたか。
　　　　☐　贈与税を払って移行する場合、出資持分の評価引下策は講じましたか。
　　　　☐　社員総会で出資持分の放棄と定款変更を決議しましたか。
　　　　☐　定款変更につき、都道府県知事への申請はしましたか。

第6章　☐　持分移行の準備にはどのくらいの期間を確保できますか。
　　　　☐　相談できる弁護士・税理士・コンサルタントはいますか。

	□	持分保有者の判断能力は十分認められますか。
第7章	□	社員の名義貸しはないですか。
	□	反対する人は、社員かつ出資者でしょうか。単なる社員でしょうか。単なる出資者でしょうか。
	□	社員総会で出資者に出資持分放棄の意思を確認しましたか。また議事録にはその旨記載しましたか。
	□	贈与税を払って移行する場合、贈与税を期限内に納めましたか。
第8章	□	ＭＳ法人は出資持分を持っていますか。持っている場合、持分移行時に必要な手続を確認しましたか。

※第9章、第10章については内容をよくご確認ください。

■著者プロフィール

株式会社メディシュアランス

　株式会社メディシュアランスは医業経営・財務のコンサルティング会社。平成24年設立。東京、大阪に拠点。医業経営に関する豊富なノウハウをもち、事業承継など医療機関の実情に即したコンサルティングを行う。全国の医療機関・医療法人を対象に、出資持分問題をはじめとするさまざまな問題をテーマにしたセミナーも主催している。

【執筆者】
ファイナンシャルプランナー　長谷川　義暢（はせがわ　よしのぶ）

海星法律事務所

　平成22年創業。従来型リーガルサービスの刷新を目指す。
　「Legal Hospitality」（法律専門分野でのおもてなしの実現）の理念のもと、併設する特許、会計事務所との協働により、顧客満足を最大限追求する姿勢に定評がある。多数の企業に法務サービスを提供するほか、医療法人・医療関係者の顧客も多い。出資持分問題についても豊富な実績を誇り、代表パートナー弁護士表宏機による、経験に裏打ちされた医業経営者向けセミナーが好評である。

【執筆者】
弁護士　表　　宏機（おもて　ひろき）
弁護士　秦　　周平（はた　しゅうへい）
弁護士　原田　謙司（はらだ　けんじ）
弁護士　楠谷　　望（くすたに　のぞむ）
弁護士　平山みなみ（ひらやま　みなみ）

税理士法人 和（なごみ）

　税理士法人和（なごみ）は平成4年創業、平成19年税理士法人化。本社は大阪市中央区。東京都千代田区に支社。医業経営コンサルタント協会会員、TKC全国会資産対策研究会メンバー、日本M&Aセンター理事会員。地区医師会の顧問や医療機関へのアドバイス等の医業経営コンサルティングと、出資持分のない医療法人への移行などの事業・財産承継を中心とした資産税コンサルティングに強みをもったサービスを提供。

　金融機関等のセミナー講師としても数多くの実績をもつ。

【執筆者】
税理士　岡野　正治（おかの　まさはる）
税理士　髙松　仁（たかまつ　ひとし）
税理士　岡本　泰彦（おかもと　やすひこ）
税理士　紀村　瞳（きむら　ひとみ）
小川　泰宏（おがわ　やすひろ）
谷村　寿史（たにむら　ひさし）
辻　貴也（つじ　たかや）
本岡　芳成（もとおか　よしなり）
原田　博子（はらだ　ひろこ）
宗田　雅史（そうだ　まさふみ）
岸口知津子（きしぐち　ちづこ）
片岡　力（かたおか　つとむ）

◎なごみグループの主な著書等
『すべてのドクターのための節税対策パーフェク・トマニュアル』
（すばる舎リンケージ）
『すべてのドクターのための儲かる医院の開業・運営パーフェクト・マニュアル』
（同上）
『人生をきれいに仕上げ、大切な人を守るための相続＆遺言ノート』（同上）
『開業医・医療法人ドクターのための医院の財産承継＆相続パーフェクト・マニュアル』（同上）
『医療機関のための節税・税務調査対策』DVD（JPマーケティング）
『クリニックのための雇用・採用トラブル解決策』DVD（同上）
『医療機関のための確定申告のチェックポイント』DVD（同上）

出資持分対策　パーフェクト・マニュアル

2013年10月31日　第1刷発行

著　者	株式会社メディシュアランス
	海星法律事務所
	税理士法人　和
発行者	八谷　智範
発行所	株式会社すばる舎リンケージ

〒170-0013　東京都豊島区東池袋3-9-7　東池袋織本ビル1階
TEL 03-6907-7827　　FAX 03-6907-7877
http://www.subarusya-linkage.jp/

発売元　　株式会社すばる舎
〒170-0013　東京都豊島区東池袋3-9-7　東池袋織本ビル
TEL 03-3981-8651（代表）
　　　03-3981-0767（営業部直通）
振替 00140-7-116563
http://www.subarusya.jp/

印　刷　　ベクトル印刷株式会社

落丁・乱丁本はお取り替えいたします。
Ⓒ Medisurance・Kaisei・Nagomi 2013　Printed in Japan
ISBN978-4-7991-0285-5